La Medicina de Al Ándalus

La Medicina de Al Ándalus

Medicine of Al Andalus

Texto y dibujos
JOSÉ MANUEL VIGUERAS

Color
JOSÉ MANUEL VIGUERAS
MARÍA DOLORES MORENO

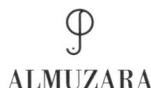

ALMUZARA

Editorial Almuzara • Colección Al Ándalus
Editor: Daniel Valdivieso Ramos

Supervisión literaria: Antonio González y Paco Vigueras
Supervisión científica: Concha Borja
Traducción al inglés: Gina Flannery y Omar Vigueras

www.editorialalmuzaracom
pedidos@almuzaralibros.com - info@almuzaralibros.com

Editorial Almuzara
Parque Logístico de Córdoba. Ctra. Palma del Río, km 4
C/8, Nave L2, nº 3. 14005 - Córdoba

Imprime: Imprenta Mundo
ISBN: 978-84-10521-62-9
Depósito Legal: CO-1511-2024
Hecho e impreso en España - *Made and printed in Spain*

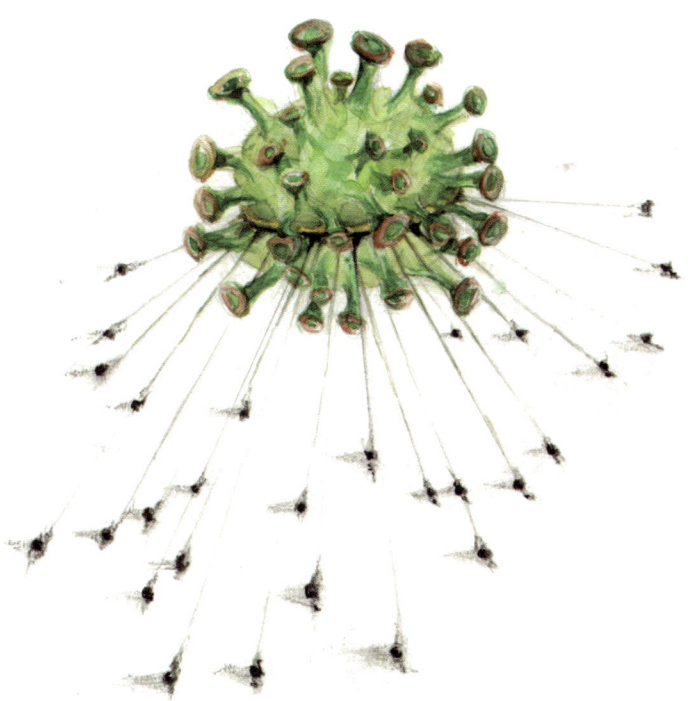

Dedicado a todos los profesionales de la sanidad, que arriesgaron su vida y la de sus familias para protegernos del COVID-19. En memoria de todas las víctimas que han perdido la vida a causa de la crisis sanitaria provocada por la pandemia del COVID-19.

Dedicated to all the healthcare professionals, who risked their lives and those of their families, in order to protect us against COVID-19. In memory of all the victims who have lost their lives as a result of the health crisis caused by the COVID-19 pandemic.

Índice

Primer capítulo / Chapter one
Las especialidades de la medicina andalusí
The specialties of al-Andalus medicine

Segundo capítulo / Chapter two
La búsqueda del equilibrio en el cuerpo humano
The search for balance in the human body

Prólogo

Si hubo un periodo de nuestra historia del que los andaluces podemos sentirnos orgullosos, fue sin duda el de al-Andalus. Jamás un pueblo irradió tanta cultura como el nuestro, durante aquel Renacimiento andaluz, que dio una lección de convivencia a la Europa carcomida por la intolerancia y la persecución de las minorías.

En estos tiempos, cuando el racismo y la xenofobia vuelven a campear por el viejo continente, es oportuno recordar que los andaluces fuimos mucho más que sol y playa, toros y subsidio. Que mientras Europa se hallaba envuelta en sombras y agitada por el fantasma del Santo Oficio de la Inquisición, al-Andalus supo compartir, intercambiar y crear. De ahí la grandeza de la civilización andalusí.

Este libro nos recuerda el fuerte impulso que conoció la ciencia médica en al-Andalus, con grandes sabios como al-Zarawi, Averroes o Maimónides, en un trabajo muy bien documentado e ilustrado por José Manuel Vigueras y María Dolores Moreno. La contribución de los científicos andalusíes, que fueron capaces de fusionar el conocimiento de Oriente y Occidente, fue decisiva para que la humanidad volviera a encontrar el camino del progreso. El libro incluye una galería de personajes que se entregaron en cuerpo y alma a mejorar la salud de sus congéneres, durante el periodo de al-Andalus. Siglos después, los profesionales de la sanidad han vuelto a demostrar su capacidad y vocación para protegernos de la pandemia del COVID-19. Antes y ahora, tenemos una deuda permanente con ellas y ellos.

Paco Vigueras

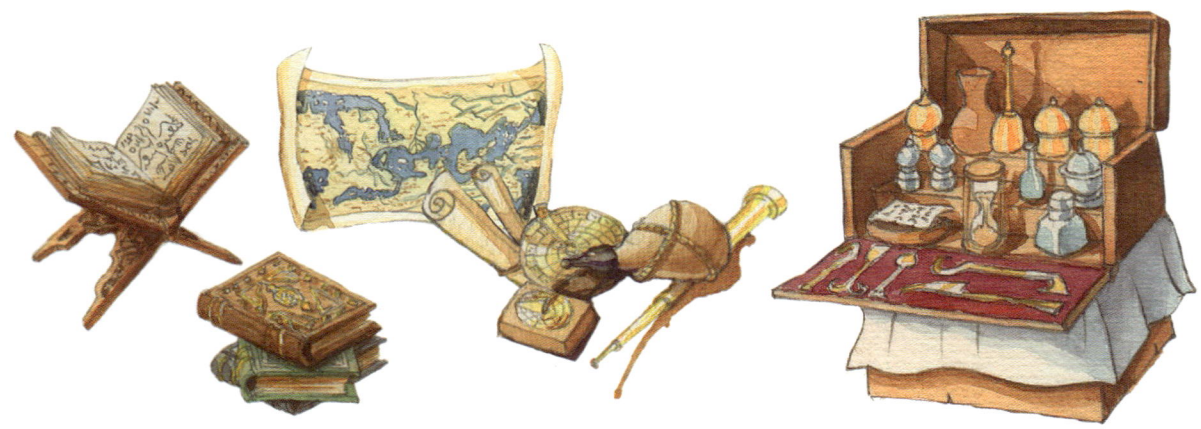

Prologue

If there was any period of our history of which Andalusians can be proud, it would be without a doubt that of al-Andalus. Never has a nation radiated as much culture as it did during the Andalusian Renaissance, which gave a lesson in coexistence to a Europe eaten away by intolerance and the persecution of minorities.

In these times, when racism and xenophobia are once again spreading across the old continent, it is timely to remember that the Andalusians were much more than just sun and beach, bulls and benefits. That whilst Europe found itself enveloped in shadows and shaken by the ghost of the Spanish Inquisition, al-Andalus knew how to share, exchange, and create. From there was born the greatest of the al-Andalus civilization.

This book reminds us of the strong boost that medical science received in al-Andalus, with great wise men such as Zarawi, Averroes and Maimónides, in a work very well documented and illustrated by José Manuel Vigueras and María Dolores Moreno. The contribution of Al-Andalus scientists, who were capable of joining together the knowledge of the East and the West, was vital in bringing humanity back on the path to progress. The book includes a gallery of personalities who devoted their body and soul to improving the health of their fellow human beings during the period of al-Andalus. Centuries later, healthcare professionals have been once again demonstrating their capacity and calling by working to protect us against the COVID-19 pandemic. Both then and now, we owe an enduring debt to them.

Paco Vigueras

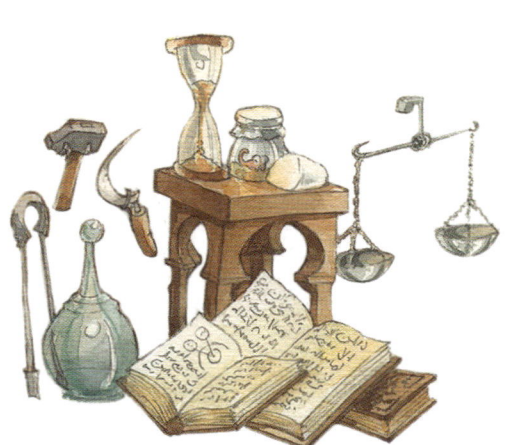 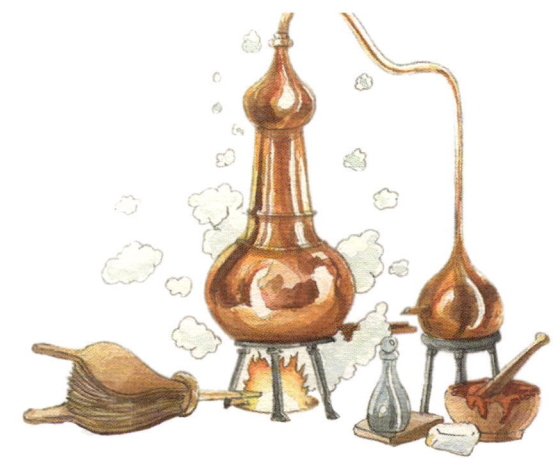

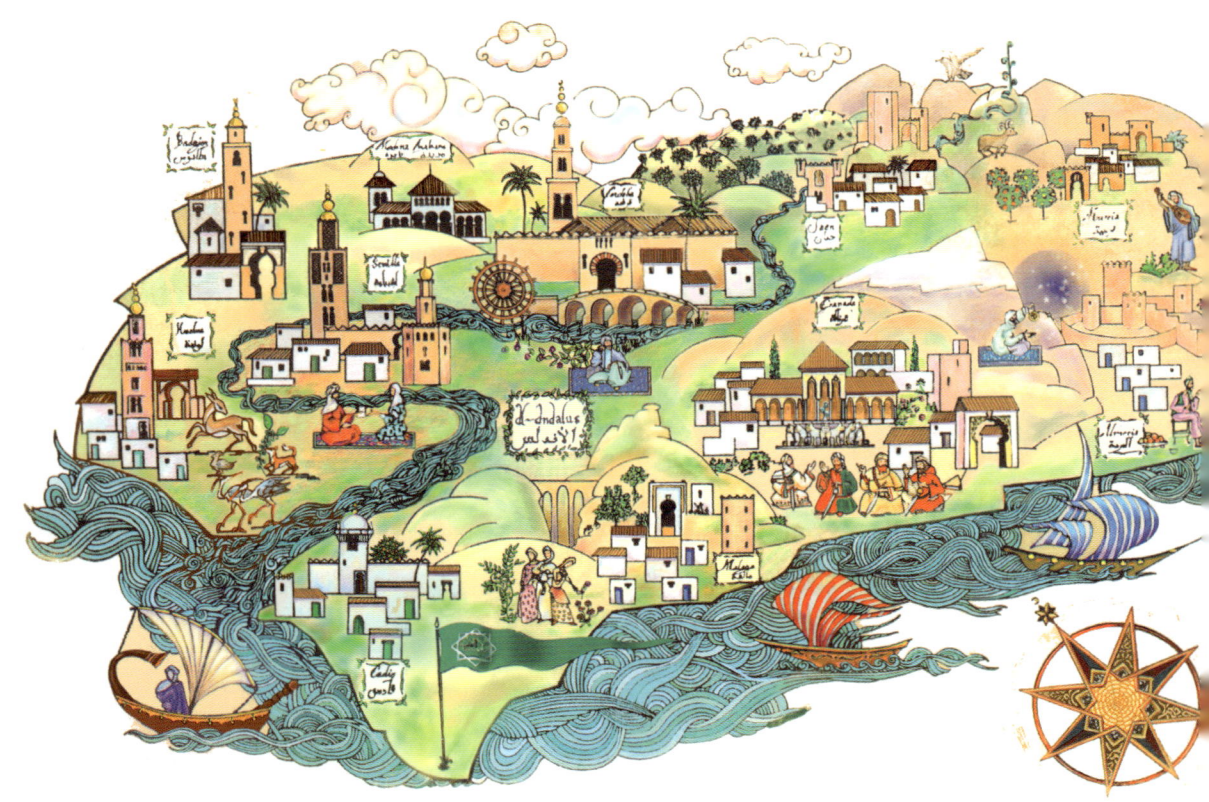

Introducción

Desde hace siglos, la cultura andaluza ha dado mucha importancia a la sanidad y a la higiene para poder disfrutar de una vida saludable.

La medicina preventiva ha sido muy valorada a lo largo de nuestra historia, sobre todo en el periodo conocido como al-Andalus, al ser un periodo de fluido intercambio cultural entre civilizaciones. En el medio oriente, la antigua cultura árabe había asimilado aspectos de la cultu-

Introduction

For many centuries, Andalusian culture has given great importance to healthcare and hygiene, in order to be able to enjoy a healthy life.

Preventative medicine has been highly valued throughout our history, especially in the period known as al-Andalus, as it was the period which saw fluid cultural exchange between civilizations. In the Middle East, the old Arabic culture had assimilated aspects of classical Greek

ra clásica griega y de otras culturas milenarias con las que habían tenido contacto, como la persa, la india o la china. A principios del siglo VIII, con la llegada del Islam a la península ibérica, estas nuevas ideas se incorporaron a los avances heredados de la civilización bético-romana. De esta fusión de conocimientos nace la cultura andalusí, aportando grandes avances tecnológicos y científicos a la humanidad. Estas innovaciones pasaron a Europa a través de los centros de traducción de Córdoba y Toledo, siendo sus transmisores las diversas diásporas andalusíes (mozárabes, mudéjares o sefarditas), que a lo largo de los siglos trasladaron a la Europa cristiana gran parte de la cultura grecolatina y oriental que había llegado al sur de la península ibérica.

Mientras Europa estaba sumida en el oscurantismo, las supersticiones o el temor al castigo divino, en al-Andalus se disfrutaba de grandes adelantos científicos. La medicina actual le debe mucho a la ciencia médica andalusí. Por eso es importante conocer cómo era, cómo estaba organizada, cuáles fueron sus principales logros científicos y quiénes fueron los protagonistas, investigadores que hicieron posible una de las medicinas más avanzadas del mundo.

culture and other millenary cultures with which they had had contact, such as Persian, Indian, or Chinese. At the start of the 8th century, with the arrival of Islam to the Iberian Peninsula, these new ideas joined together with the advances that had been inherited by the Roman Betica civilization. It was this fusion of knowledge that led to the birth of al-Andalus culture, which paved the way for great technological and scientific advances for humanity. These advances spread to Europe thanks to the translation centers of Toledo and Cordoba, with the diverse Al-Andalus diaspora (Mozarab, Mudejar, Sephardi) acting as the broadcasters. This diaspora brought a large amount of the Greco-Latin and oriental culture to Christian Europe, which had arrived in the south of the Iberian Peninsula.

Whilst Europe was living in the Dark Ages, with superstitions and fear of divine punishment, al-Andalus was enjoying great scientific advances. Modern-day medicine owes a lot to al-Andalus medical science. For that reason, it is important to understand what it was like, what were the main scientific achievements and who were the main protagonists, the researchers who helped to make it one of the most advanced medicines in the world.

Primer capítulo

Las especialidades de la medicina andalusí

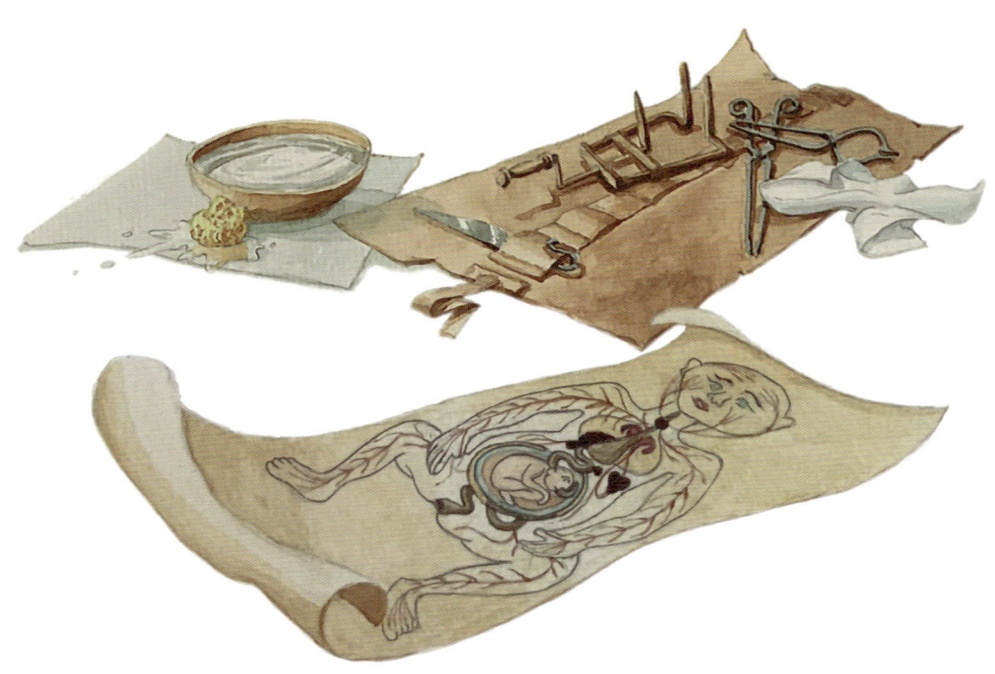

Chapter one

The specialties of al-Andalus medicine

El conocimiento del mundo de la medicina y todo lo que rodea a las diferentes partes del cuerpo humano, con sus distintas enfermedades y la manera de curarlas, dio lugar a la especialización en cada una de sus áreas. Encontramos botánicos, farmacólogos y anatomistas, así como especialistas en ojos, obstetricia o pediatría, entre otras muchas disciplinas que resurgieron gracias a la cultura andalusí.

Knowledge of the world of medicine and everything surrounding the different parts of the human body, with its different diseases and ways to cure them, gave rise to specialisms in each one of these areas. Thanks to al-Andalus culture, there was a resurgence of many different types of specialists such as botanists, pharmacologists, anatomists, eye specialists, obstetricians, paediatricians, as well as many others.

El peregrino de los nuevos conocimientos

La llegada del islam a la península ibérica supuso un intercambio de conocimientos en todos los ámbitos del saber entre Oriente y Occidente. Intelectuales andalusíes viajaron a Oriente en busca de avances médicos que en Occidente se ignoraban. Estos viajeros iban a estudiar con los grandes maestros de Túnez, El Cairo, Damasco o Bagdad. A su regreso a al-Andalus traían no solo el saber, sino también copias de libros realizados por ellos mismos. A partir del siglo IX, empezaron a visitar nuestra tierra numerosas personalidades de las principales ciudades de Oriente y de esta manera se intercambiaron manuscritos y tratados, en todas las áreas del conocimiento, que permitieron el desarrollo de las artes y las ciencias.

The pilgrim of new knowledge

The arrival of Islam to the Iberian Peninsula was a milestone in terms of the exchange of knowledge between East and West. al-Andalus intellectuals traveled to the East in search of the medical advances that were being ignored by the West. These travelers went to study with the great teachers of Tunisia, Cairo, Damascus, and Baghdad. On their return to al-Andalus, they brought not only knowledge but also copies of books that they had written. From the 9th century, many prominent figures from major cities in the East began to visit our land, exchanging manuscripts and treatises relating to all different areas of knowledge, and it was these trips which allowed for the development of arts and science.

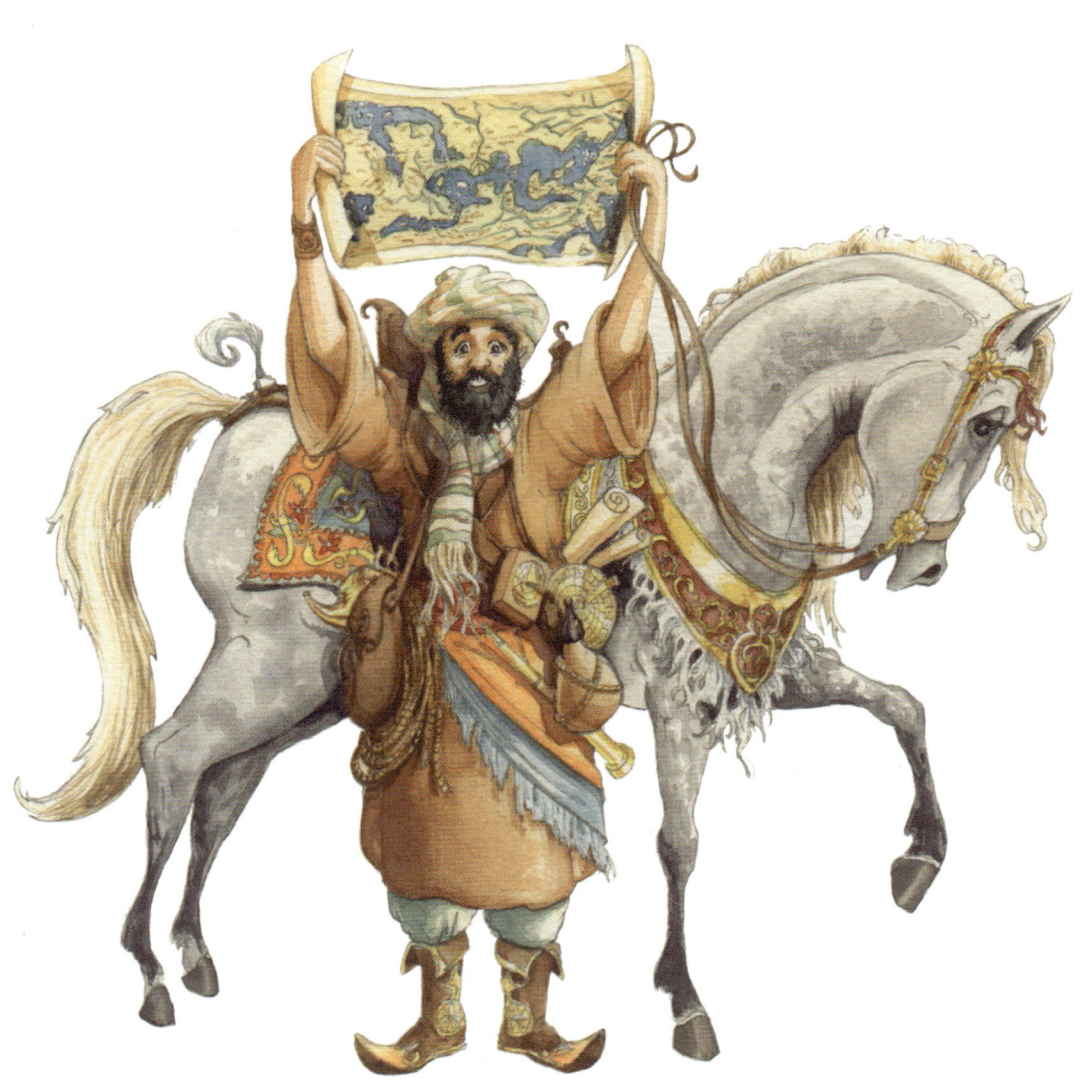

La traducción de libros científicos

Las escuelas de traductores eran las encargadas de traducir los nuevos libros que traían los viajeros desde el Oriente cristiano (Constantinopla) al Occidente musulmán (al-Andalus). Córdoba contaba por aquellos tiempos con más de 10.000 mujeres copistas y traductoras y gracias a ellas, los nuevos conocimientos llegaron a los científicos andalusíes. Así llegó hasta Córdoba uno de los tratados más importantes sobre medicina, *De materia medica*, escrito por Dioscórides en el siglo II antes de nuestra era. Constantino, emperador de Bizancio, se lo regaló al califa andalusí Abd al-Rahman III, que ordenó traducirlo del griego al árabe en la corte cordobesa.

Translation of scientific books

The translation schools were in charge of translating the new books that these travelers brought from the Christian East (Constantinople) to the Muslim West (al-Andalus). In that period, Cordoba had more than 10,000 women working in copying and translating, and it was thanks to the work of these women that the al-Andalus scientists were able to become aware of this new knowledge. This is how one of the most important treatises about medicine, *De materia medica*, written by Dioscorides in the 2nd century BC, made it to Cordoba. Constantine, emperor of Byzantium, gave it as a gift to the al-Andalus caliph Abd al-Rahman III, who ordered it to be translated from Greek to Arabic in the court of Cordoba.

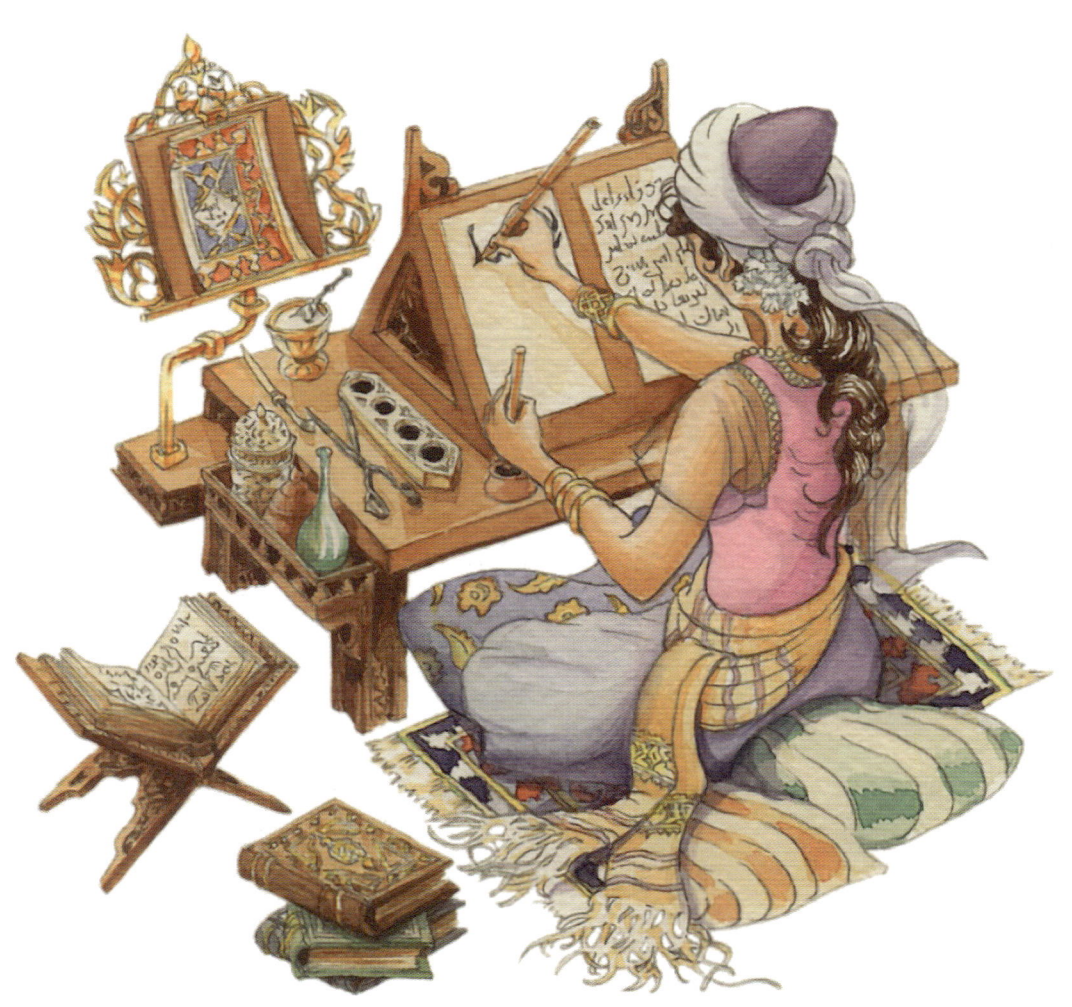

Especialistas en plantas medicinales

Muchos hombres, y especialmente mujeres rurales, fueron expertos en el conocimiento de las propiedades de las plantas medicinales, sus beneficios y sus efectos secundarios.

Los jardines botánicos estuvieron al servicio de la medicina. Un equipo de médicos cordobeses, encabezados por Ibn Yulyul y dirigidos por el monje bizantino Nicolás, llevó a cabo una taxonomía o clasificación de especies botánicas, que constituiría la base de la escuela farmacológica andalusí.

Medicinal plant specialists

Many men, and even more so rural women, were experts in the knowledge of the properties of medicinal plants, their benefits, and their secondary effects.

Botanical gardens were able to serve medicinal purposes. A team of Cordoba doctors, headed up by Ibn Yulyul, and overseen by the Byzantine monk Nicolas, carried out a classification of botanical species, which formed the basis of the al-Andalus pharmacological school of thought.

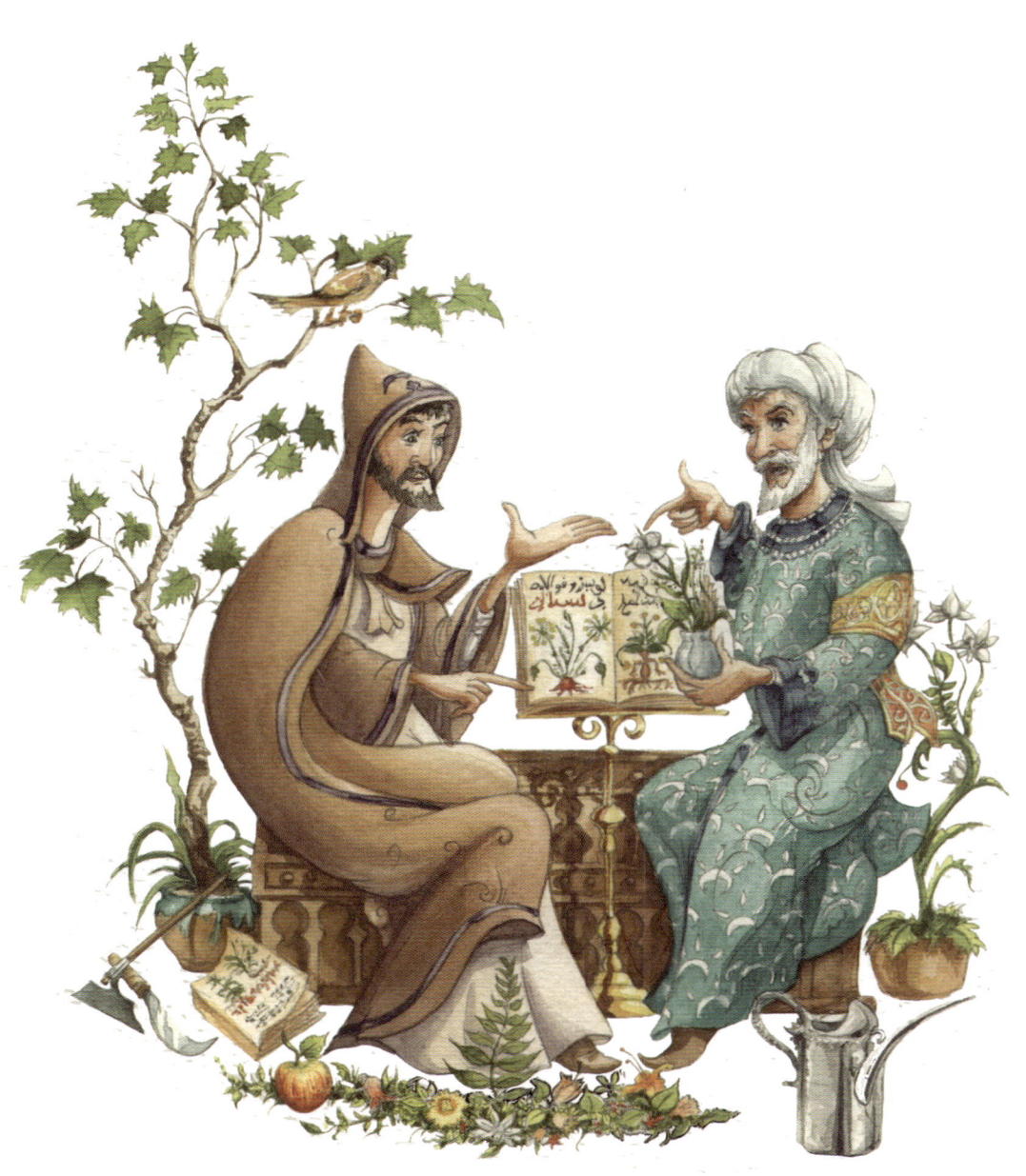

La farmacología

Los especialistas en farmacología estudiaban y experimentaban con los medicamentos, investigando su composición y propiedades. Estudiaban también el cuerpo humano, sus funciones, sus dolencias y el modo más adecuado de aplicar estos fármacos, con el fin de curar las enfermedades.

Los medicamentos se clasificaban como simples, siendo fundamentalmente plantas medicinales, o compuestos, entre los que se podían encontrar pastillas o píldoras, emulsiones, jarabes, bálsamos y supositorios.

Se realizaron numerosos tratados sobre farmacología, que incluían listados por orden alfabético de sustancias curativas; tratados de farmacopeas donde se describía el modo de preparar y combinar los fármacos; libros sobre la composición de distintos venenos y la descripción de productos para la higiene.

Pharmacology

Pharmacology specialists studied and experimented with medicines, investigating their composition and properties. They also studied the different functions and ailments of the human body, in order to understand the best way to use these medicines to cure illnesses.

Medicines were classified either as simple (essentially medicinal plants), or compound (e.g., tablets, pills, emulsions, syrups, balsams, suppositories).

Many treatises about pharmacology were created, including alphabetical lists of curative substances, pharmacopoeias describing how to prepare and combine medicines, books about the composition of different poisons and descriptions of hygiene products.

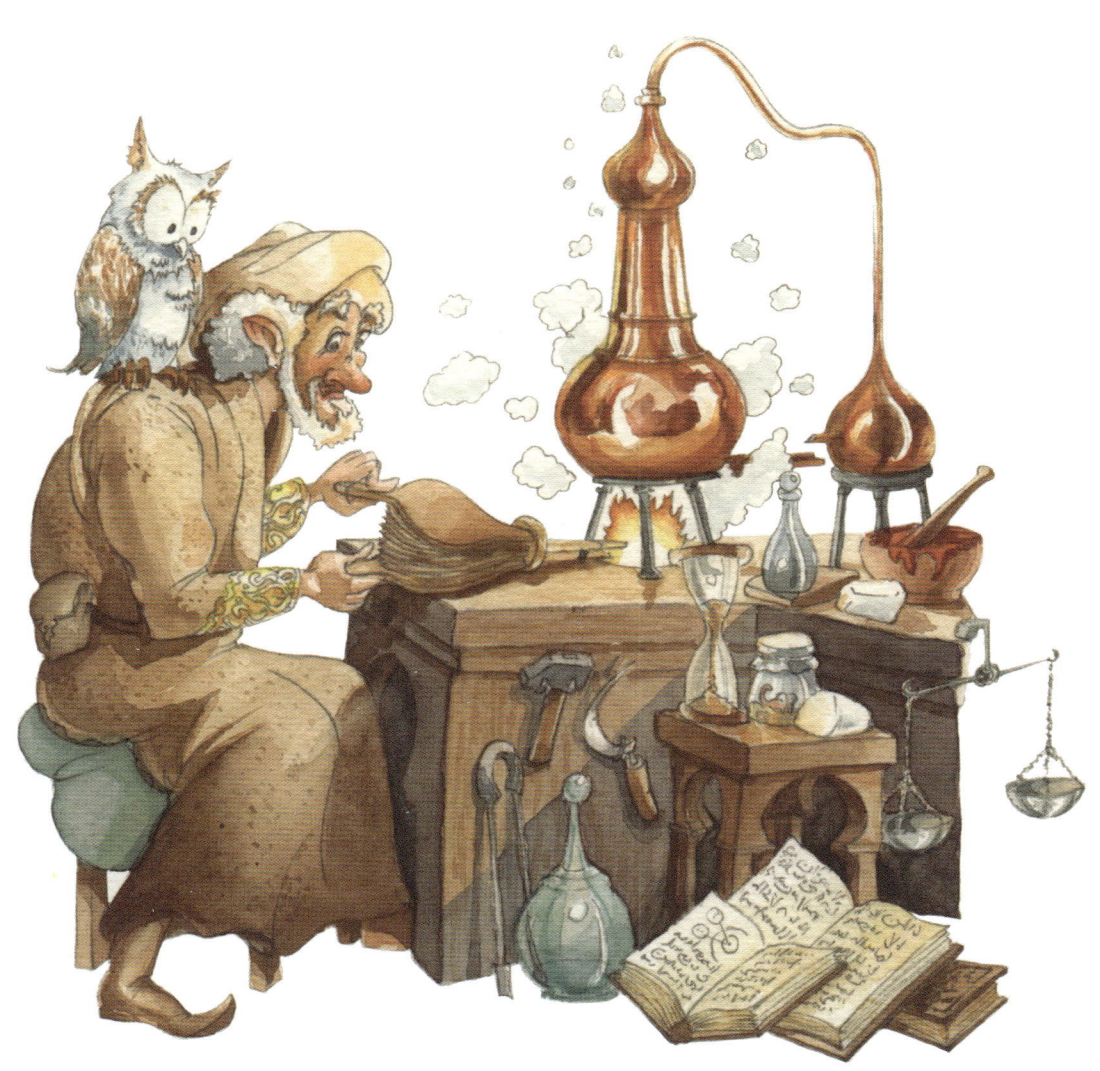

La ginecología

La ginecología se ocupaba del aparato reproductor femenino y de sus posibles enfermedades. También se dedicaba al cuidado de las glándulas mamarias. Al tratarse de las partes íntimas femeninas, solían ser mujeres las que ejercían esta especialidad. Se formaban en escuelas y universidades llamadas Madrazas, o bajo la tutela de especialistas en la materia, que les enseñaban la importancia del conocimiento anatómico del cuerpo femenino.

Gynecology

Gynecology involved the treatment of the female reproductive system and its possible illnesses. It also involved the care of the mammary glands. As it relates to intimate female parts, it was usually women who specialized in this area. They trained in school and universities known as Madrazas, or under the tutelage of subject experts, who taught them the importance of having anatomical knowledge of the female body.

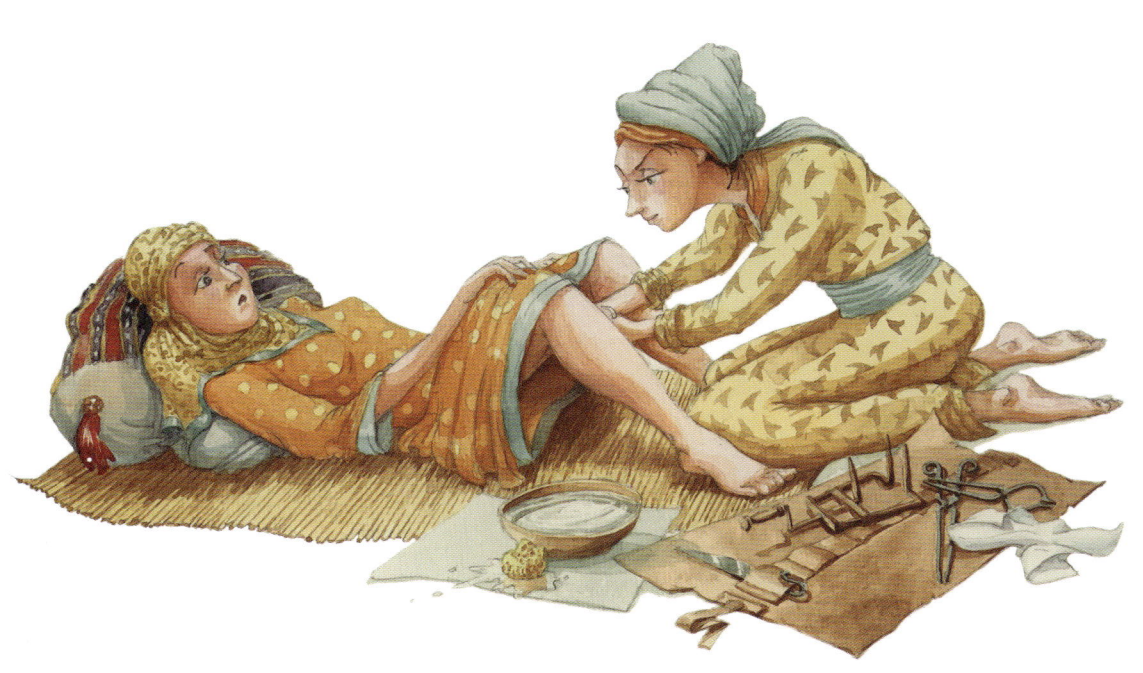

La obstetricia

La especialidad en obstetricia se ocupa del seguimiento y cuidado de la mujer embarazada, del parto y del período posterior, conocido como post-parto. Esta ciencia era ejercitada por mujeres médicas. Habitualmente estas mujeres pertenecían a familias de médicos famosos, o habían asistido a alguna escuela, o estaban bajo la tutela de algún médico especialista.

Los expertos andalusíes escribieron algunos tratados sobre esta materia que ayudaron a avanzar en el conocimiento de los órganos reproductores femeninos y de sus cuidados, así como la formación del feto durante los nueve meses de gestación, sus posibles deformidades y abortos. Se diseñaron instrumentos específicos para ayudar al nacimiento de niños que venían con complicaciones y que necesitaban ayuda. Toda una colección de palas, pinzas y fórceps se utilizaron en los partos más complicados o traumáticos.

Obstetrics

The obstetrics specialty involves monitoring and looking after women during their pregnancy and birth, as well as the period post-birth which is known as *post-partum*. This was carried out by female doctors. Often these women either came from famous medical families, had attended a training school, or had been under the tutelage of a medical specialist.

Al-Andalus experts wrote some treatises about this material which helped to advance knowledge of female reproductive organs and how to care for them, as well as the development of the fetus during the nine months of gestation, along with any possible deformities or miscarriages. They designed specific instruments to help with complicated childbirths which required extra help. Tools such as spatulas, clamps, and forceps were used for the most complicated or traumatic births.

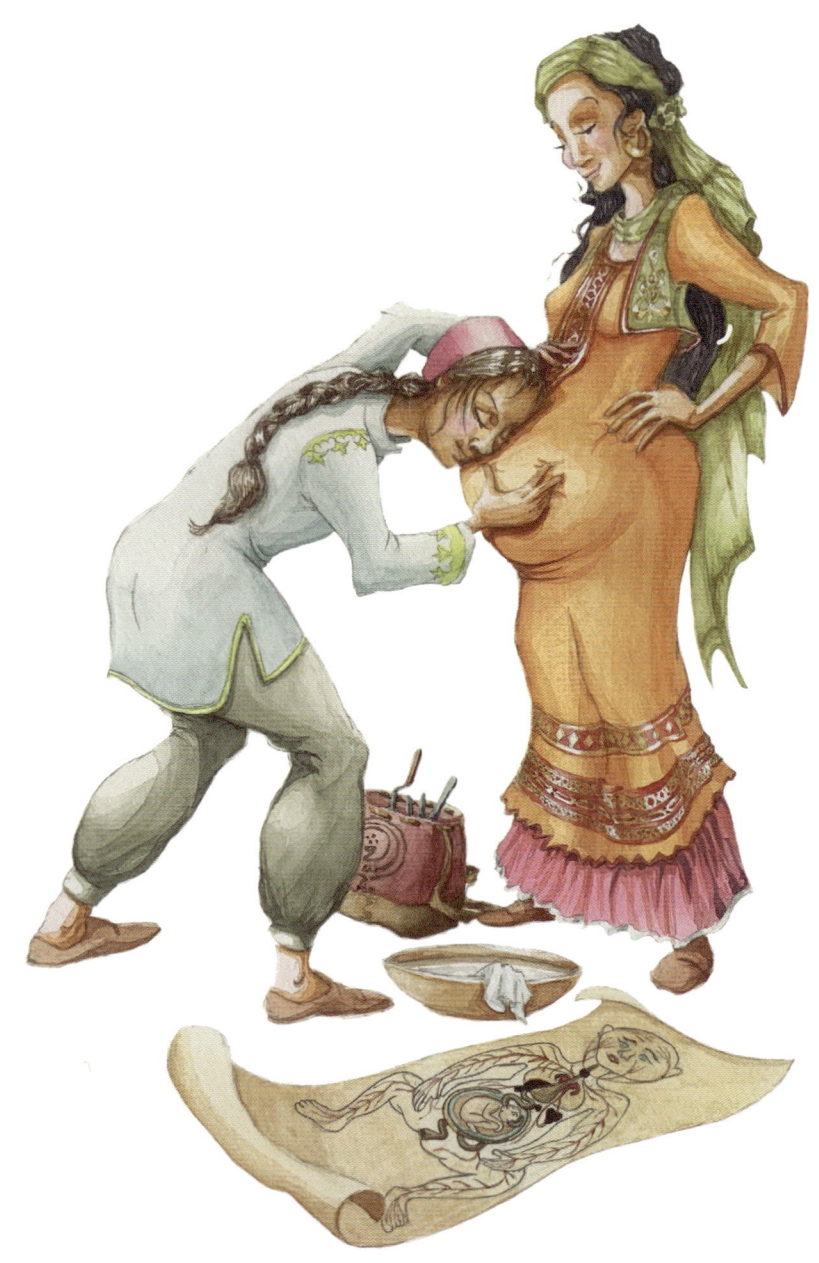

La Matrona o Qabila

La intimidad de las personas era muy respetada y la femenina de forma especial. Cuando se tenía que atender a una mujer en el parto, lo hacía una matrona que se le llamaba qabila, un oficio sólo de mujeres.

La qabila solía tener mucho trabajo, tanto en los pueblos como en las ciudades, y atendía por igual a gente rica como humilde. Las jóvenes que aspiraban a ser qabila aprendían de otras matronas que no tenían formación científica, pero sí gran experiencia adquirida de forma tradicional, por lo que sus conocimientos no se consideraban académicos. Vivían con su maestra mientras aprendían este oficio. Cuando asistían al nacimiento de un niño, las aspirantes a qabila se convertían en ayudantes de la matrona, colocándose a ambos lados o bien detrás de la parturienta. La matrona explicaba cómo debían actuar en el parto, pasando así sus conocimientos de una generación a otra.

La habitación de la parturienta tenía que estar ventilada y perfumada. Antes del parto, la qabila le hacía practicar diversos ejercicios, la mantenía hidratada y esperaba a la rotura de la bolsa.

The midwife or Qabila

Peoples' privacy, especially that of women, was very respected. When a woman required assistance during childbirth, it was a midwife called a qabila who attended to her, and this was an occupation solely for women. The qabila often had a lot of work to do, both in the towns and in the cities, and they attended to everyone equally, whether they were rich or poor.

Young women who aspired to be qabila learned from other midwives who, whilst not having any scientific training and therefore not being considered to have academic knowledge, had acquired a large amount of experience in the traditional way. They lived with their teacher whilst they learned the profession. When they attended the birth of a child, the trainee qabila acted as the midwife's helper, standing on either side or behind the woman in labor. The midwife explained how they should behave during the birth, thus passing on their knowledge from one generation to another. The labor room had to be ventilated and scented. Before the birth, the qabila had the mother do different exercises, ensured that she was hydrated and waited for her waters to break.

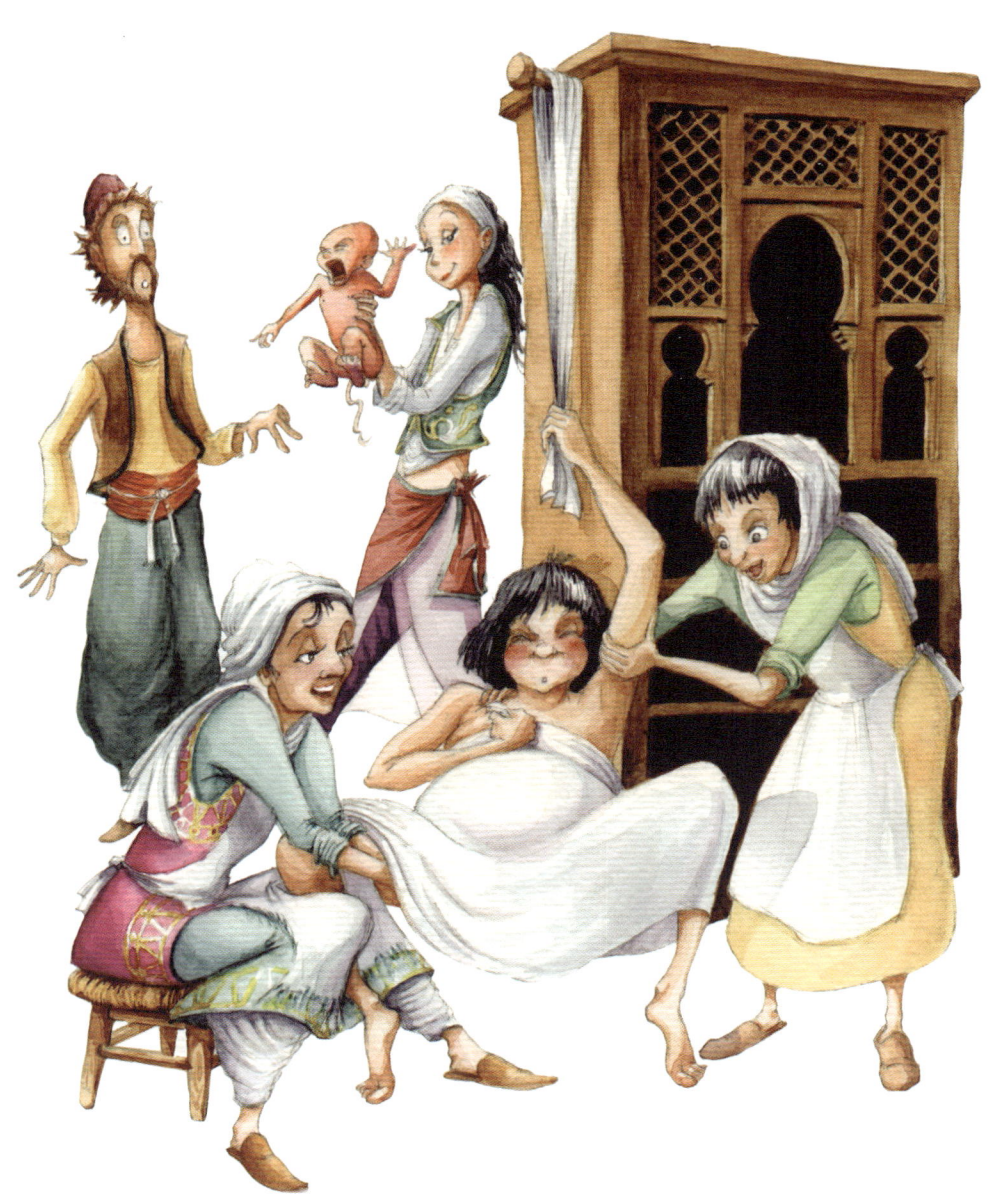

La pediatría

La pediatría se encargaba de curar las enfermedades de la infancia. De entre las pocas obras dedicadas a esta especialidad, destaca *El libro de la generación del feto y tratamiento de embarazadas y recién nacidos*. En estos tratados se habla de la importancia de la lactancia materna y ofrece soluciones para las patologías más frecuentes en la infancia, como el vómito, las diarreas, las infecciones de oído, la viruela y los parásitos intestinales, así como remedios para niños que se orinan en la cama. Se describen las técnicas para llevar a cabo la circuncisión, las maniobras para solucionar los distintos atragantamientos o como tratar las enfermedades oculares de los niños (el edema, la quemosis y el espasmo de los ojos).

La pediatría la ejercían tanto mujeres como hombres, aunque las mujeres pediatras se dedicaban a atender principalmente a las niñas.

Pediatrics

Pediatrics involved the curing of childhood illness. The book entitled *The book on fetal development and the treatment of pregnant women and newborn babies* stands out as one of the few dedicated to this specialty. These treatises talked about the importance of breastfeeding and offered solutions to the most frequent childhood health issues (such as vomiting, diarrhea, ear infections, smallpox, worms), as well as remedies for bed-wetting. They also included circumcision techniques, maneuvers to stop choking and how to treat childhood eye diseases (such as edema, chemosis or spasm).

Pediatrics was practiced just as much by men as it was by women, although female paediatricians normally focused solely on attending to girls.

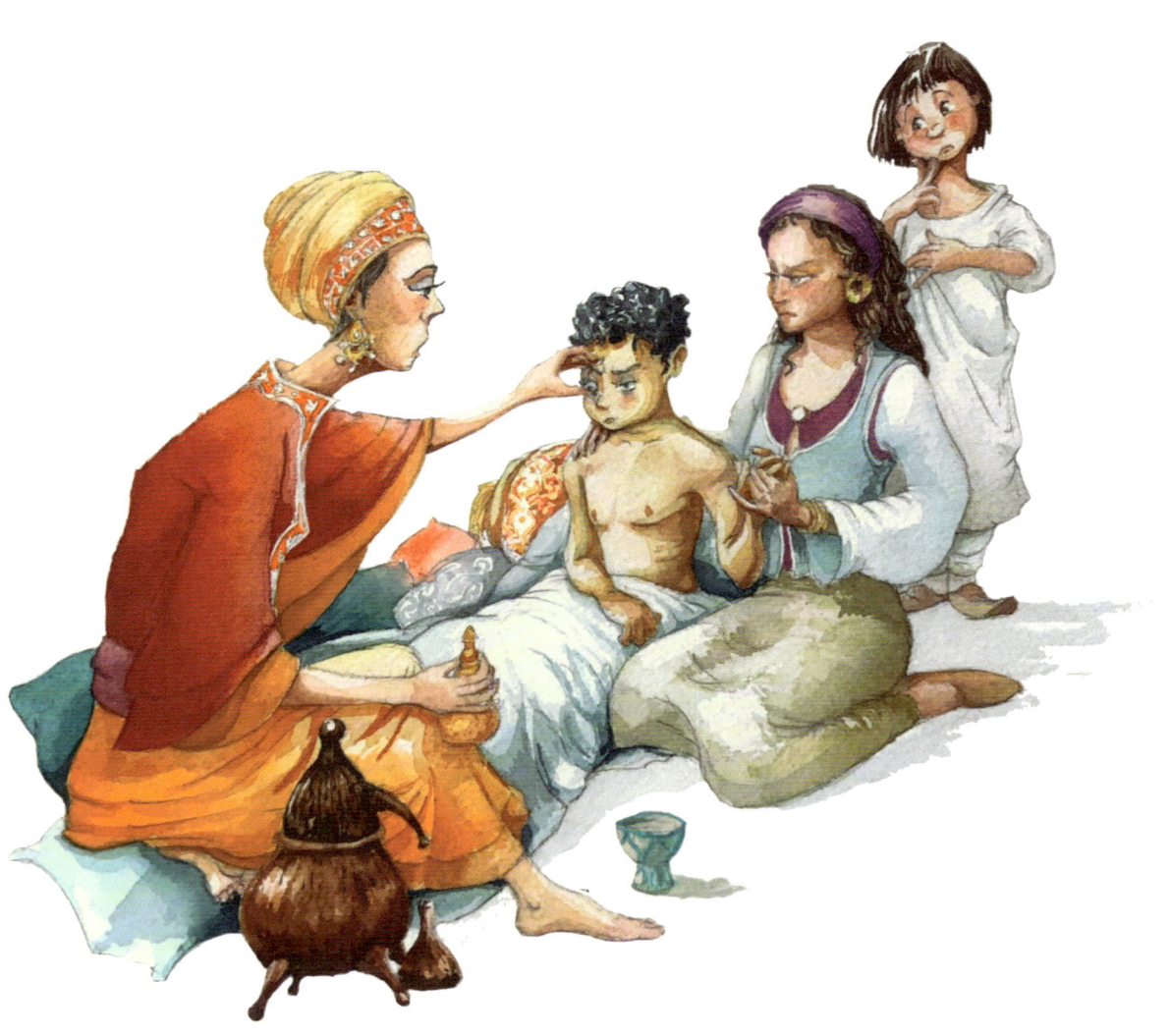

El anestesista

El anestesista era el encargado de sedar al paciente, mediante inhalación de plantas soporíferas, para inducir el sueño durante las intervenciones quirúrgicas.

Para aplicar la cirugía era esencial dormir profundamente al enfermo y, con este fin, se utilizaban anestésicos a base de plantas como el opio, beleño, mandrágora, hachís (cannabis) o semilla de adormidera.

La anestesia se aplicaba antes y durante la operación, llevando un control exhaustivo del tiempo, de la pérdida de consciencia y del ritmo cardíaco del paciente, como medio de controlar las constantes del enfermo. La medicina andalusí fue la primera en Europa en desarrollar esta técnica de control y bienestar del paciente, siendo los precursores de las actuales técnicas de la monitorización.

The anesthetist

The anesthetist was in charge of sedating the patient, through the inhalation of sleep-inducing plants, to put them to sleep during surgical interventions.

In order to carry out the surgery it was essential for the patient to be put into a deep sleep and, with this in mind, they used plant-based anesthetics such as opium, henbane, mandrake, cannabis, and poppy seed.

The anesthetic was administered before and during the operation, maintaining a meticulous control of time, of the loss of consciousness and of the patient's cardiac rhythm, as a way of controlling the patient's vitals. Al-Andalus medicine was the first of its kind in Europe to develop this technique for controlling patient wellbeing, which was the precursor to modern-day monitoring techniques.

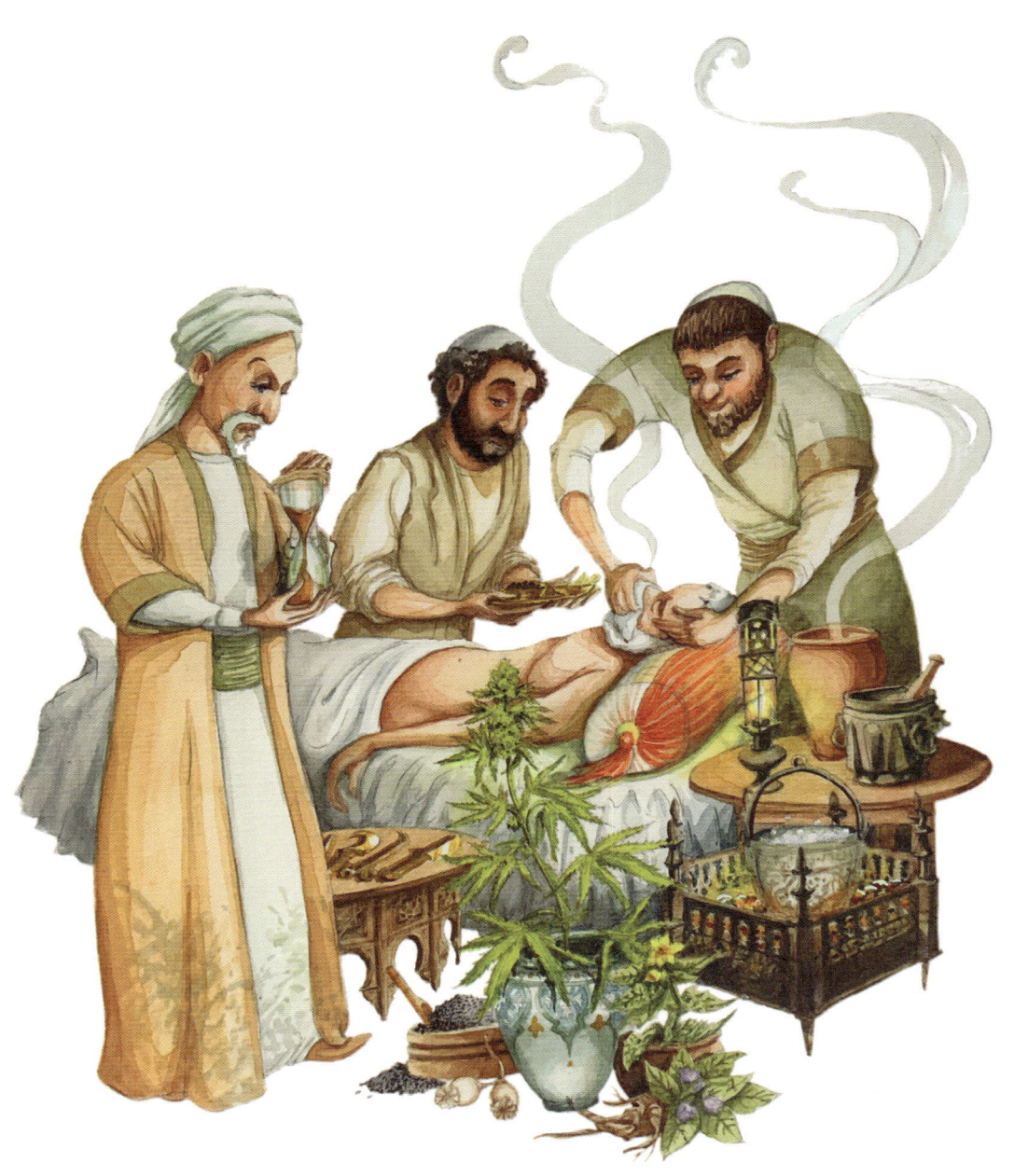

La cirugía

El cirujano se ocupaba de curar enfermedades, malformaciones o traumatismos, mediante operaciones manuales, ayudándose de sofisticados instrumentos, especialmente diseñados para esta labor. Las operaciones eran realizadas por el propio médico, asistido por personas carentes de preparación científica y académica, pero muy hábiles con los instrumentos quirúrgicos.

En al-Andalus se escribieron tres estudios importantes sobre esta materia, y sabemos que la cirugía se dividía en dos categorías:

- Cirugía menor: Extracción de amígdalas y vegetaciones; traqueotomías, hemorroides y fístulas; reducción de luxaciones y hernias.
- Cirugía mayor: Extracción de flechas, operaciones de hernias, reducción de fracturas y operaciones de cataratas.

Ya, en aquella época, se daba especial importancia a la belleza, y así surgió la cirugía estética que se encargaba de rectificar narices, orejas grandes o labios muy gruesos.

Surgery

The surgeon was responsible for treating illnesses, deformities, and injuries through the use of manual operations, with the help of specially designed sophisticated instruments. Operations were carried out by the doctor themselves, aided by others who, despite lacking scientific and academic training, were very skilled in the use of surgical instruments.

In al-Andalus, three important studies were written about this subject, and we know that surgery was divided into two different categories:

- Minor surgery: Tonsil and adenoid extraction, tracheotomies, hemorrhoids and fistulas, dislocation, and hernia reduction.
- Major surgery: extraction of arrows, hernia operations, fracture reduction, and cataract operations.

At this time, great importance was already being given to beauty, and thus the practice of cosmetic surgery (e.g., to rectify noses, large ears, or thick lips) emerged.

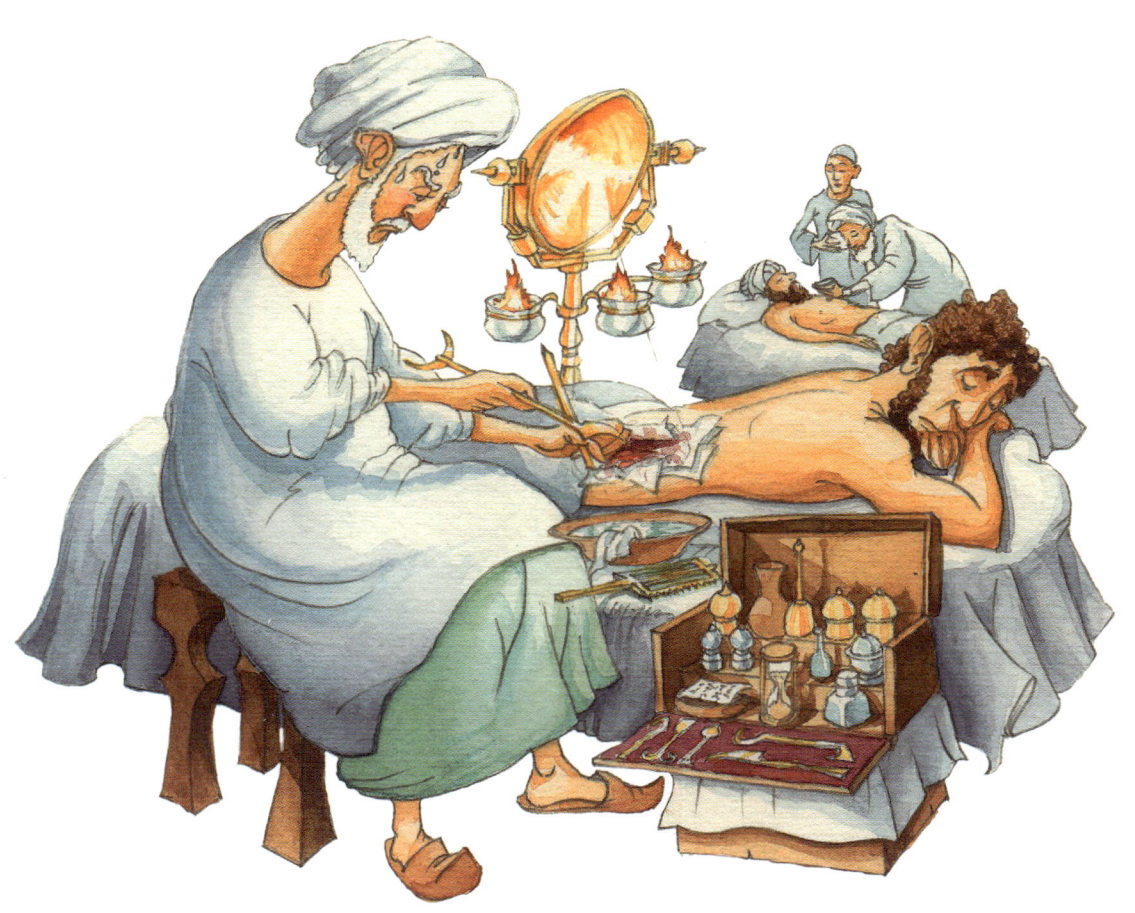

La oftalmología

La oftalmología se ocupaba del estudio del ojo y de sus enfermedades. Esta especialidad tuvo gran desarrollo en la medicina andalusí, donde se escribieron importantes tratados sobre esta materia que hicieron más precisa la cirugía ocular. Estas delicadas intervenciones quirúrgicas, como la operación de cataratas, llegaron a ser muy frecuentes en la sanidad de aquella época. En la operación de cataratas se tapaba el ojo bueno al paciente, para que no se moviera el que iba a ser operado. Esta técnica perdura hasta nuestros días.

Al ser una especialidad que investiga el funcionamiento del ojo humano, hizo posible el invento de la cámara oscura, antecedente de la cámara de fotos. El físico árabe Alhacén describe la cámara oscura con detalle en su *Libro de óptica*, publicado en el siglo XI.

Opthalmology

Opthalmology was the study of the eye and eye-related illness. This was a specialty that saw a lot of development in al-Andalus medicine, and important treatises were written that helped to make ocular surgery more precise. These delicate surgical interventions, such as cataract operations, started to become very frequent healthcare procedures during that time. During a cataract operation, the patient's good eye was covered, so that the eye that was being operated on did not move. This is a technique that remains in use to this day.

Given the fact that it is involved with the investigation of the human eye, this specialty made possible the invention of the camera obscura, the predecessor of the photographic camera. The Arab physicist Alhacén describes the camera obscura in detail in his *Book of Optics*, which was published in the 11th century.

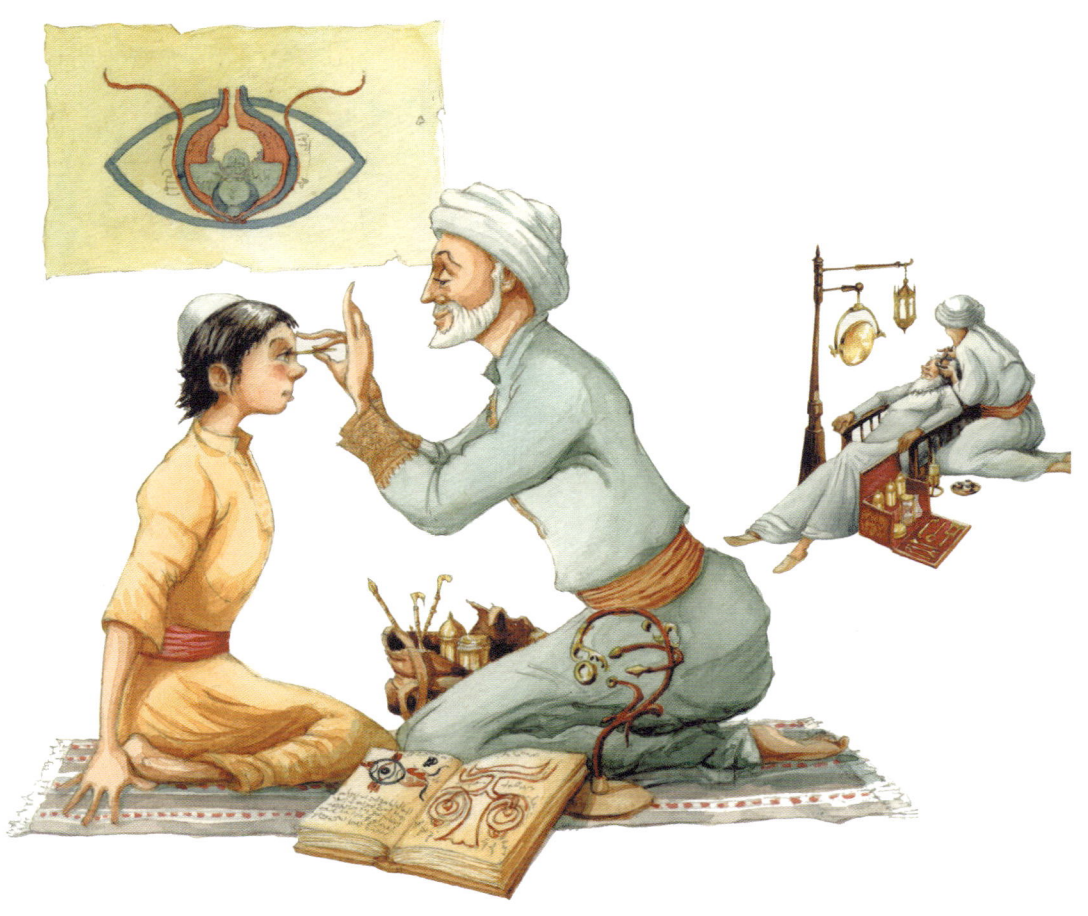

La odontología

La odontología se encargaba del estudio de los dientes y del tratamiento de sus dolencias, y sus conocimientos quedaron reflejados en algunos tratados. El pueblo consideraba esencial la higiene bucal y cinco veces al día se enjuagaba la boca, como costumbre religiosa. Se utilizaba un cepillo de dientes natural, compuesto por una rama de madera llamada *miswaq*, y elaboraban la pasta de dientes con hidróxido de calcio, agua destilada y esencia de frutas. Era muy popular la extracción de muelas, que llegó a realizarse en el zoco o mercado. Al igual que en la cirugía, estas extracciones eran ejecutadas por el propio médico o, con frecuencia, por personas que no tenían preparación en materia sanitaria, pero eran muy hábiles en esta labor.

También se hacían empastes e implantes de dientes, en los que se utilizaba hilo de oro para sujetar los dientes entre sí. La masilla para los empastes estaba compuesta por una resina llamada almáciga a la que se añadía alumbre, mineral rico en sales. Esta composición es muy similar a los empastes que se utilizan hoy en día, pero de un secado más rápido, lo que dificultaba su manipulación.

Odontology

Odontology involved the study of teeth and the treatment of toothache, and knowledge relating to this specialty is reflected in some treatises. Oral hygiene was considered essential, and people rinsed their mouth five times per day, as a religious custom. They used natural toothbrushes, made of a wooden branch known as *miswaq*, and they made toothpaste by mixing calcium hydroxide, distilled water, and fruit essence. Tooth extraction was very popular, and it ended up being carried out in the bazaar or the market. Like surgery, these extractions were carried out by the doctors themselves, or often by people who were very skilled in the task despite having no healthcare training.

They also carried out fillings and tooth implants, for which they used golden thread to hold the teeth in place. The putty for the filling was made up of a resin called *almaciga*, to which they added alum, a mineral rich in salt. This composition is very similar to what they use for fillings nowadays, but it dried in quicker, making it difficult to work with.

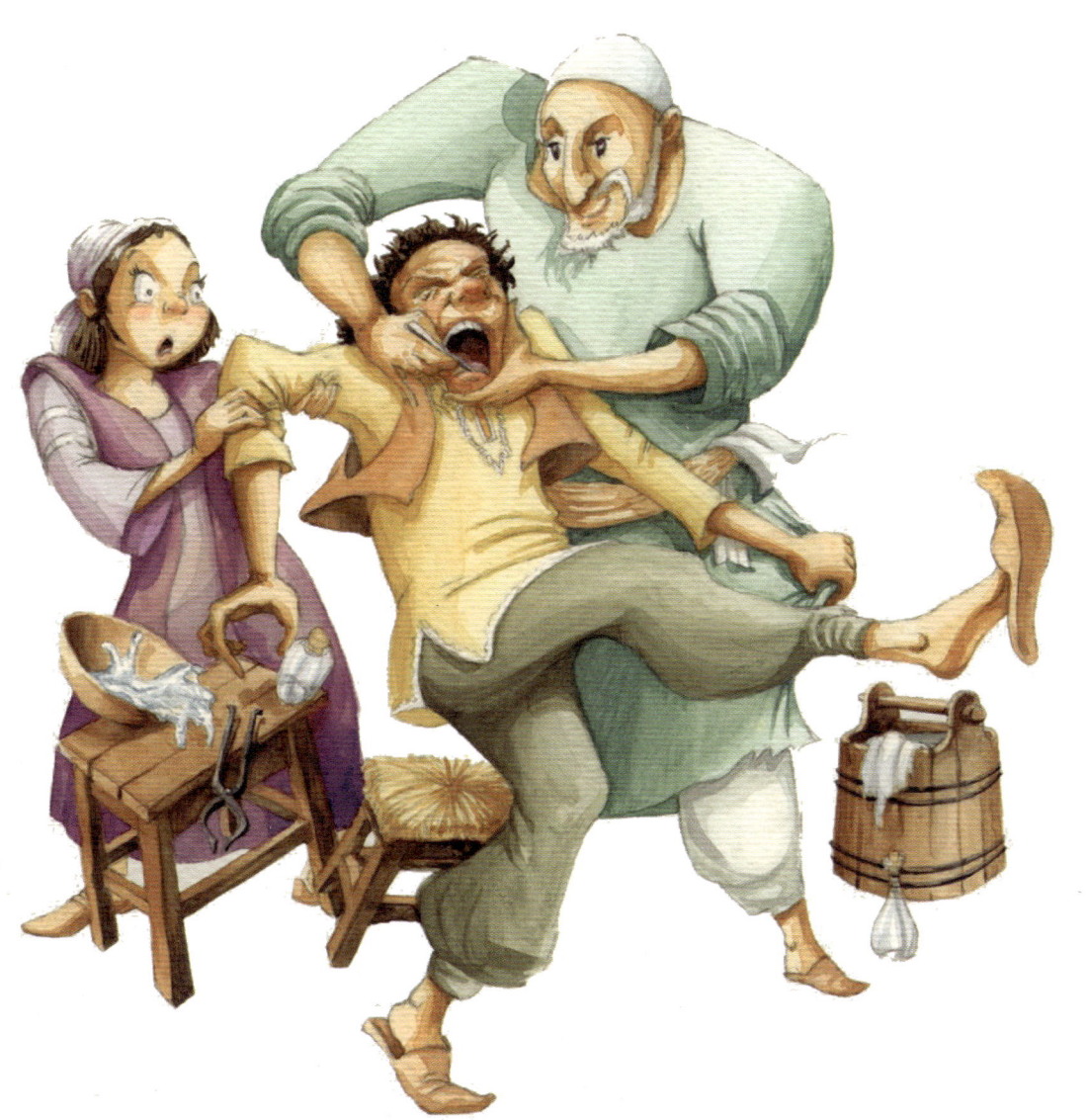

Segundo capítulo

La búsqueda del equilibrio en el cuerpo humano

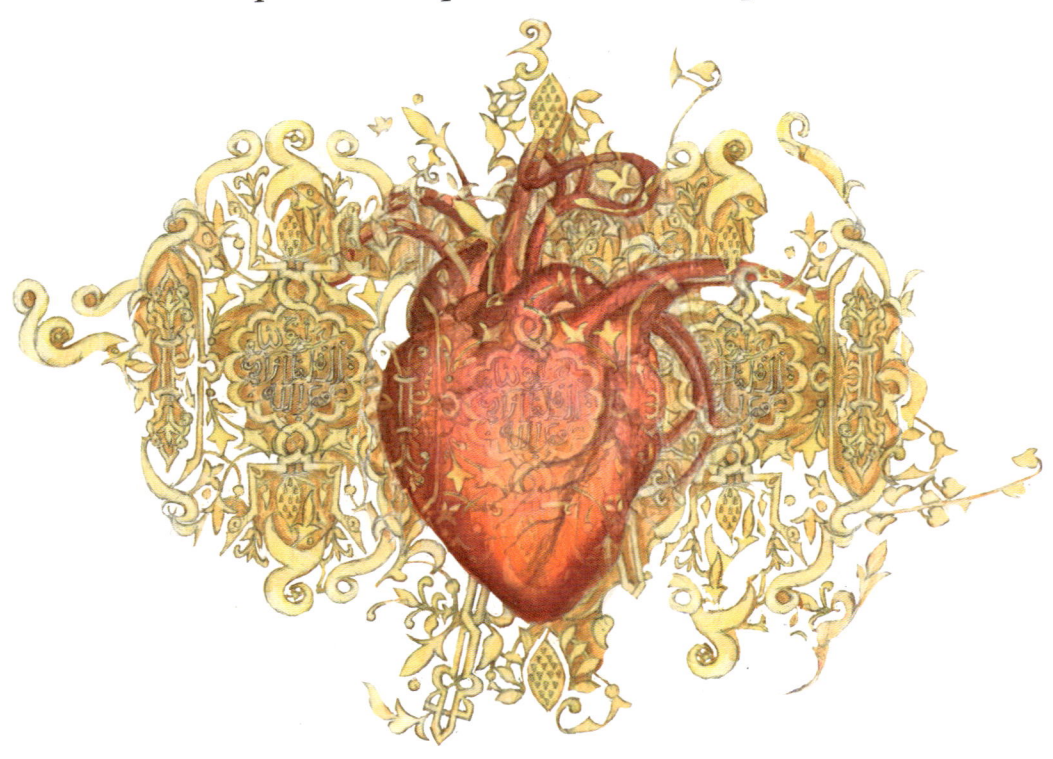

Chapter two

The search for balance in the human body

En el siglo IX, desde una interpretación espiritual, el cuerpo humano era considerado como una creación de Allah, en perfecta armonía con la naturaleza. En base a esta idea, para la medicina andalusí, el ser humano comprendía cinco partes naturales:

- Parte animal o vital.
- Parte psíquica.
- Parte nutritiva.
- Parte reproductora.
- Parte no tangible.

In the 9th century, from a spiritual perspective, the human body was considered a creation of Allah, in perfect harmony with nature. Based on this idea, in al-Andalus medicine, human beings were made up of five natural parts:

- The animal or vital part
- The psychological part
- The nutritious part
- The reproductive part
- The intangible part

Los cuatro elementos

El médico conocía muy bien el cuerpo humano gracias a los conocimientos heredados de la Grecia Clásica, que definía los cuatro principios fundamentales del mundo: el fuego, el aire, el agua y la tierra. Estos, a su vez, poseían cuatro propiedades inmutables: el calor, el frío, la humedad y la sequedad.

- Fuego: caliente y seco
- Aire: caliente y húmedo
- Agua: fría y húmeda
- Tierra: fría y seca

Al ser parte del Universo, el ser humano contiene una mezcla de estos cuatro elementos que, por medio de los humores, dan vida a nuestro cuerpo:

- La sangre, que es caliente y húmeda (aire)
- La flema, que es fría y húmeda (agua)
- La bilis amarilla, que es caliente y seca (fuego)

The four elements

Doctors had a very good understanding of the human body, thanks to knowledge they inherited from classical Greek, which defined the four fundamental principles of the world: fire, air, water and earth. These, in turn, possess four unchangeable elements: heat, cold, moisture and dryness.

- Fire: hot and dry
- Air: hot and moist
- Water: cold and moist
- Earth: cold and dry

Being part of the universe, human beings have a mix of these four elements which, by way of the humors, give life to our body:

- The blood, which is the heat and the moisture (air)
- The phlegm, which is the cold and the moisture (water)
- The yellow bile, which is the heat and the dryness (fire)

- La bilis negra, que es fría y seca (tierra)

Cuando uno de los cuatro humores anteriormente descritos aumenta o disminuye en su proporción, se produce un desequilibrio en el cuerpo humano que provoca la enfermedad.

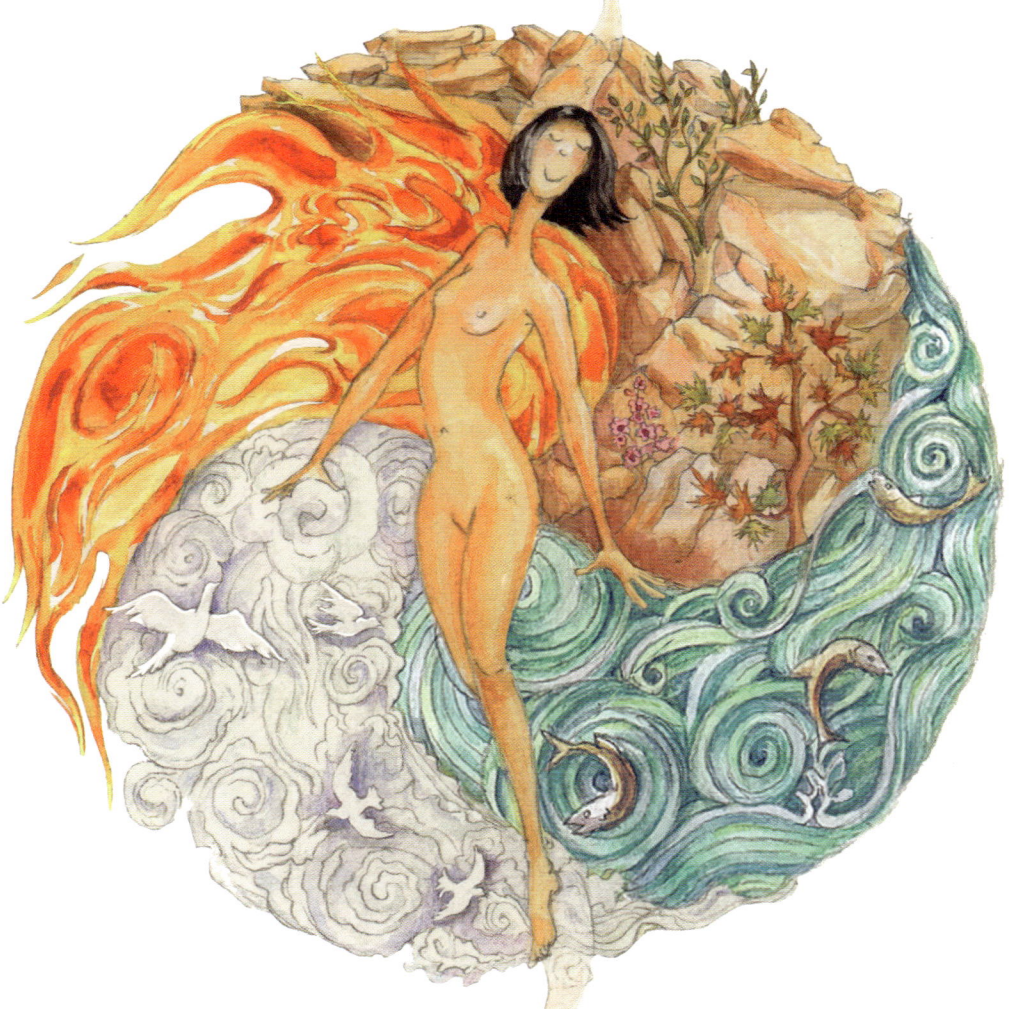

- The black bile, which is the cold and the dryness (earth)

When one of the aforementioned four humors increases or decreases its proportion, this produces an imbalance in the human body which can cause illness.

Las terapias

Cuando aparecía la enfermedad, el médico lo remediaba intentando restablecer el equilibrio perdido con medicamentos, aunque procuraba recurrir lo menos posible a ellos.

La terapia médica se concebía como un proceso en dos fases: la *primera fase* sería preventiva a través de la alimentación, la higiene y los baños, además de curativa, estableciendo dietas específicas para cada tipo de enfermedad. Otras terapias alternativas que se aconsejaba eran el uso de olores, colores o sonidos agradables. La *segunda fase* era la farmacológica, en la que había que recurrir a medicamentos cuando era insuficiente la primera fase. Esta comprendía los medicamentos simples, como el uso de plantas medicinales, y los medicamentos compuestos, heredados de la antigüedad, como podrían ser los trociscos (pastillas y píldoras), las emulsiones, los jarabes, los bálsamos y los supositorios. Entre los fármacos más famosos de la época se encontraba la triaca, remedio formado por decenas de ingredientes que se empleaba como eficiente antídoto contra las picaduras o mordeduras de animales venenosos.

Therapies

When illness came, the doctor would treat it by trying to re-establish the lost balance using medication —although they tried to use as little as possible.

Medical therapy was developed as a two-phase process: the *first phase* would be preventative, by maintaining a good diet, good hygiene, and bathing, as well as curative, by establishing diets specific to each type of illness. Other alternative therapies that were advised were the use of smells, colors, and pleasant sounds. The *second phase* was pharmacology, when it became necessary to resort to medication as the first phase had been insufficient. This consisted of simple medication, like the use of medicinal plants, and complex medication, passed down over time. This could either be troches (tablets and pills), emulsions, syrups, balms, or suppositories.

One of the most famous medicines of this time was the triaca, a remedy made up of dozens of ingredients which was used as an efficient antidote against poisonous animal bites.

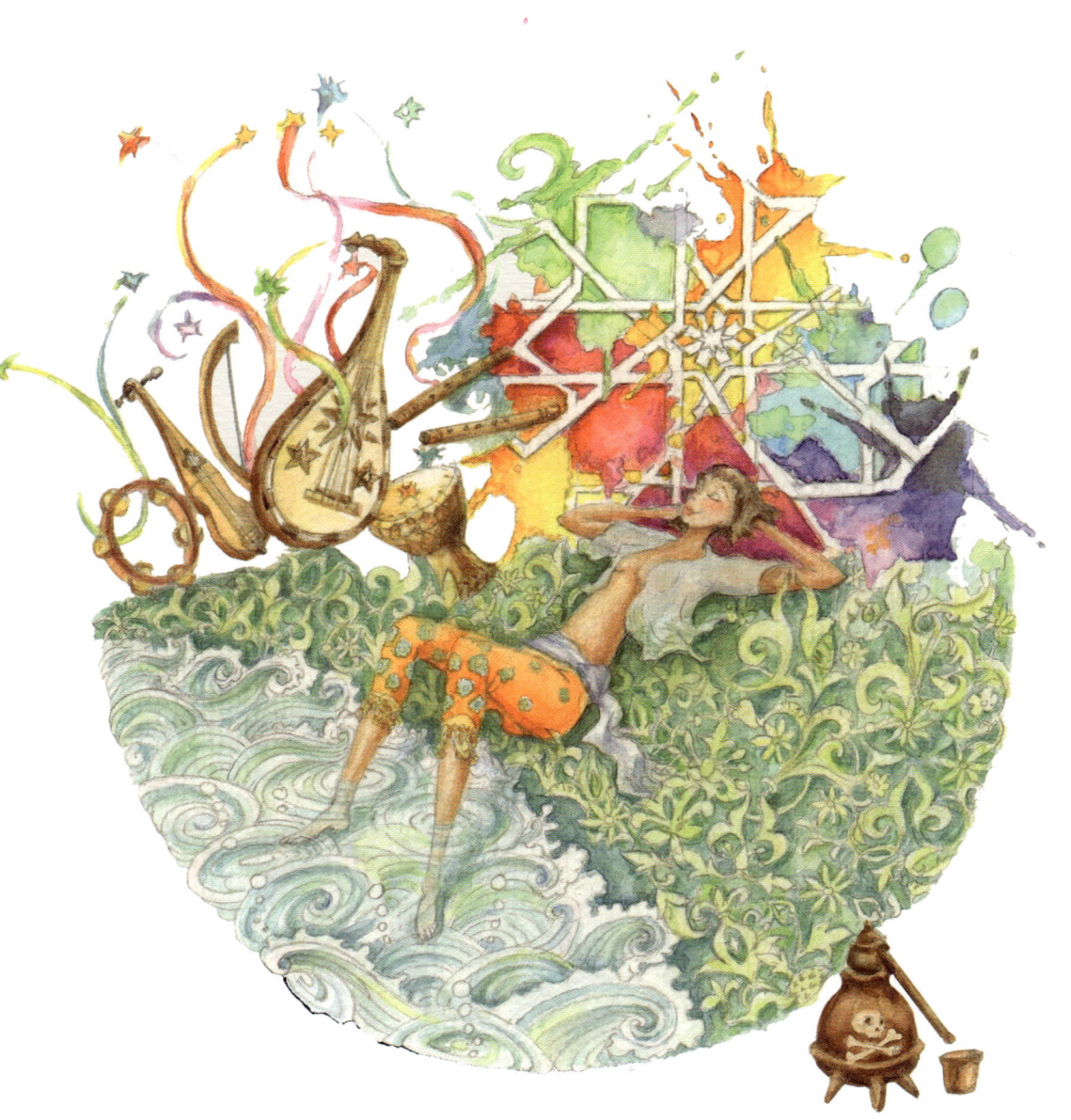

Tercer capítulo

La enseñanza y la práctica de la medicina

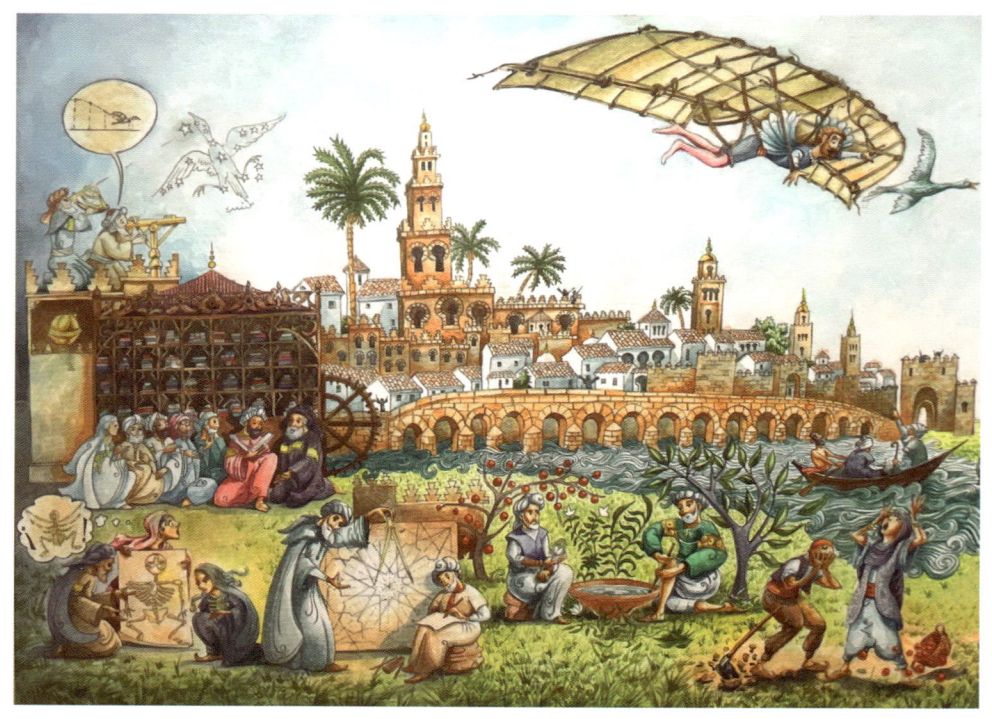

Chapter three

The teaching and practice of medicine

Durante los primeros siglos de la historia de al-Andalus, la enseñanza de la medicina se impartía en la mezquita, al igual que la transmisión de otros saberes y ciencias. Posteriormente, la medicina fue considerada como uno de los estudios superiores y se enseñaba en la Madraza (Universidad), institución que se dedicaba a impartir todo tipo de materias, tanto de las ciencias antiguas de la cultura clásica, como de las ciencias tradicionales islámicas.

En el último periodo de al-Andalus la enseñanza de la medicina se impartía en los hospitales, llamados Maristán.

During the first centuries of the al-Andalus period, medicine was being taught in the mosque, alongside other types of knowledge and science. Subsequently, it became considered one of the superior studies and began to be taught in the Madraza (University), an institution which was dedicated to teaching all types of subjects, including ancient sciences from classic culture as well as traditional sciences from Islamic culture.

In the last period of al-Andalus, medicine had begun to be taught in hospitals, known as Maristan.

Los estudios de medicina

El médico era acompañado por los alumnos durante la visita a los enfermos, para que éstos aprendieran de su experiencia: tomaban notas, preguntaban dudas y tenían que responder a los problemas que les planteaba su maestro.

Para obtener el título de médico, llamado *iyaza*, debían superar unos exámenes que estaban basados en los dieciséis libros de Galeno. De esta forma, se evitaba el intrusismo de los curanderos que aplicaban falsos tratamientos.

The study of medicine

The doctor was accompanied by students whilst they visited the patients, so that they could learn from their experience: they took notes, asked questions, and had to respond to problems posed by the teacher.

In order to obtain a medical degree, known as *iyaza*, it was necessary to pass exams based on the sixteen books of Galen. This helped to avoid the intrusion of medicine men who employed false treatments.

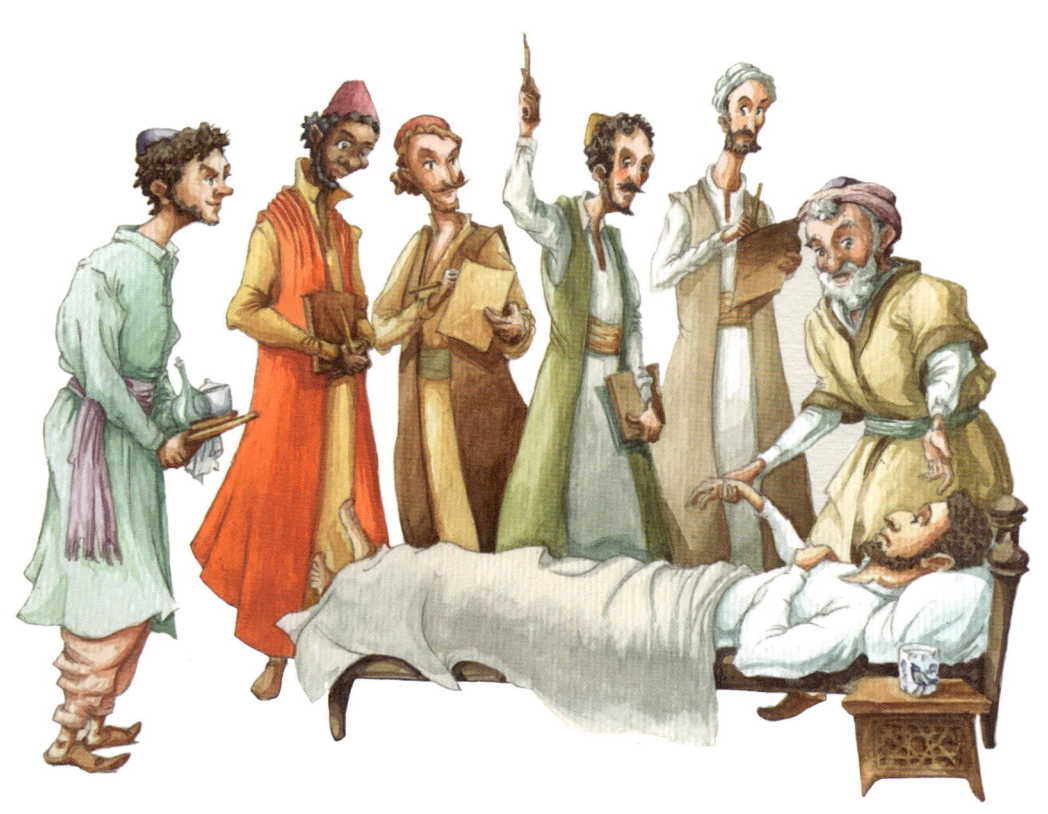

Los escalafones en la enseñanza de la medicina

- El *sabio* era considerado un investigador e intelectual en la materia, autor de tratados y estudios científicos. Sus trabajos teóricos solían recopilar los conocimientos de la antigüedad clásica e incorporar avances en los distintos campos de la medicina.

- El *médico* tenía el título para ejercer la medicina y poder enseñarla. Finalizados sus estudios y una vez alcanzado un reconocimiento, recibía de sus maestros una licencia (*iyaza*) por la cual estaba autorizado tanto a enseñar como a ejercer

The hierarchy of the teaching of medicine

- The *wise man* was considered a subject researcher and intellectual, as well as an author of treatises and scientific studies. Their theoretical works were often recompilations of knowledge from ancient times that incorporated advances in the different fields of medicine.

- The *doctor* held the degree that enabled them to practice and teach medicine. Once they had finished their studies and received recognition, their teacher granted them a license (*iyaza*) through which they were authorized to both teach and practice.

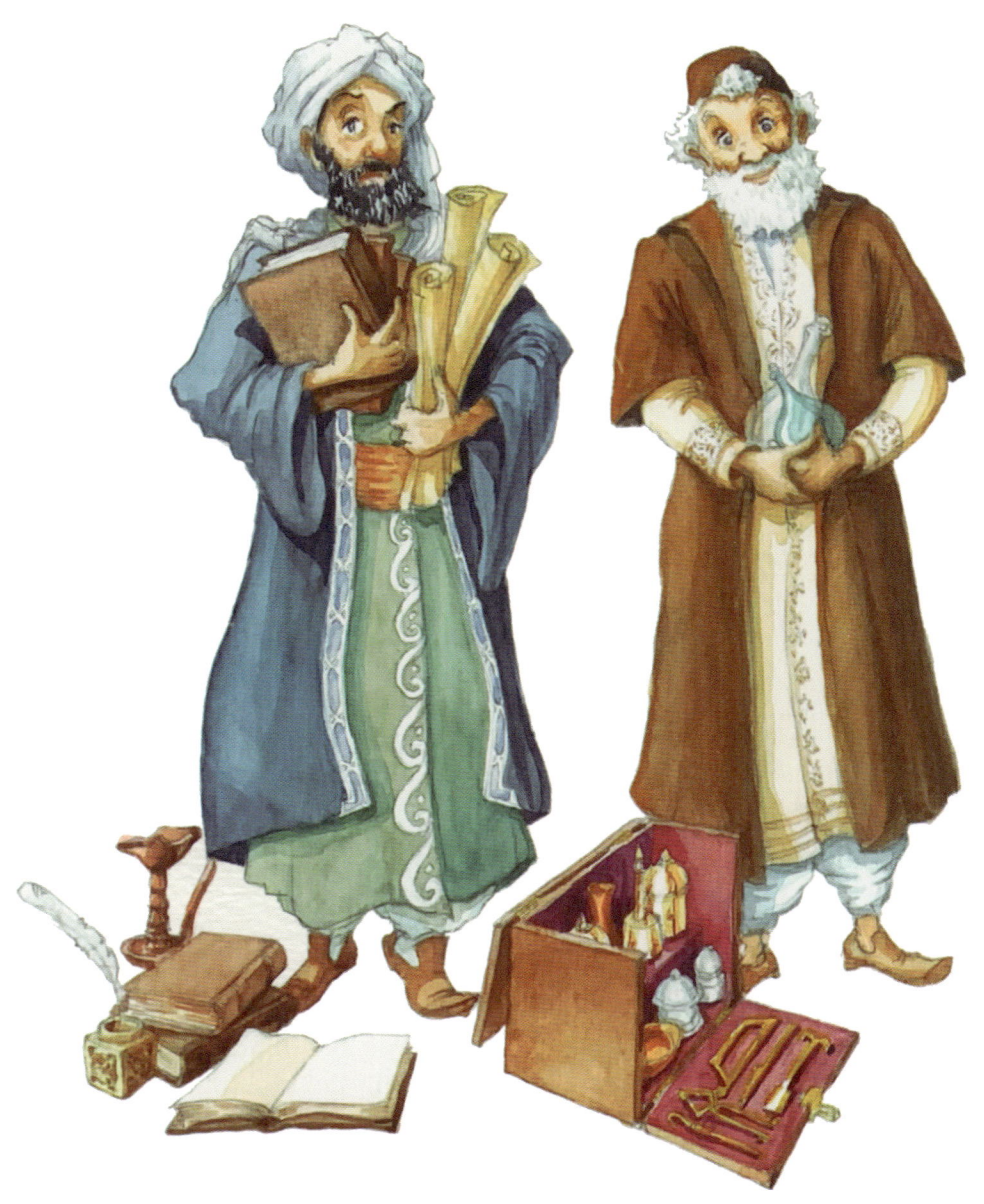

Los escalafones en la enseñanza de la medicina

- El *tabib o rabám* era el aprendiz de médico. Un estudiante en prácticas que estaba bajo la tutela de un médico con experiencia.

- La *mutatabbiba* era una estudiante en prácticas que, con frecuencia, recibía sus conocimientos de familiares experimentados en medicina.

- El *mutatabid*, o practicante, estaba considerado profesionalmente por debajo de los aprendices de médico. No tenían formación académica y su función era cuidar de los enfermos y asistir al médico.

The hierarchy of the teaching of medicine

- The *tabib or rabám* was the medical trainee, a student undertaking practical work under the tutelage of an experienced doctor.

- The *mutatabbiba* was a practical student who often gained knowledge from family members who were experienced in medicine.

- The *mutatabid*, or assistant, was considered to be professionally below the medical trainees. They did not have academic training and their role was to take care of the patients and to help the doctor.

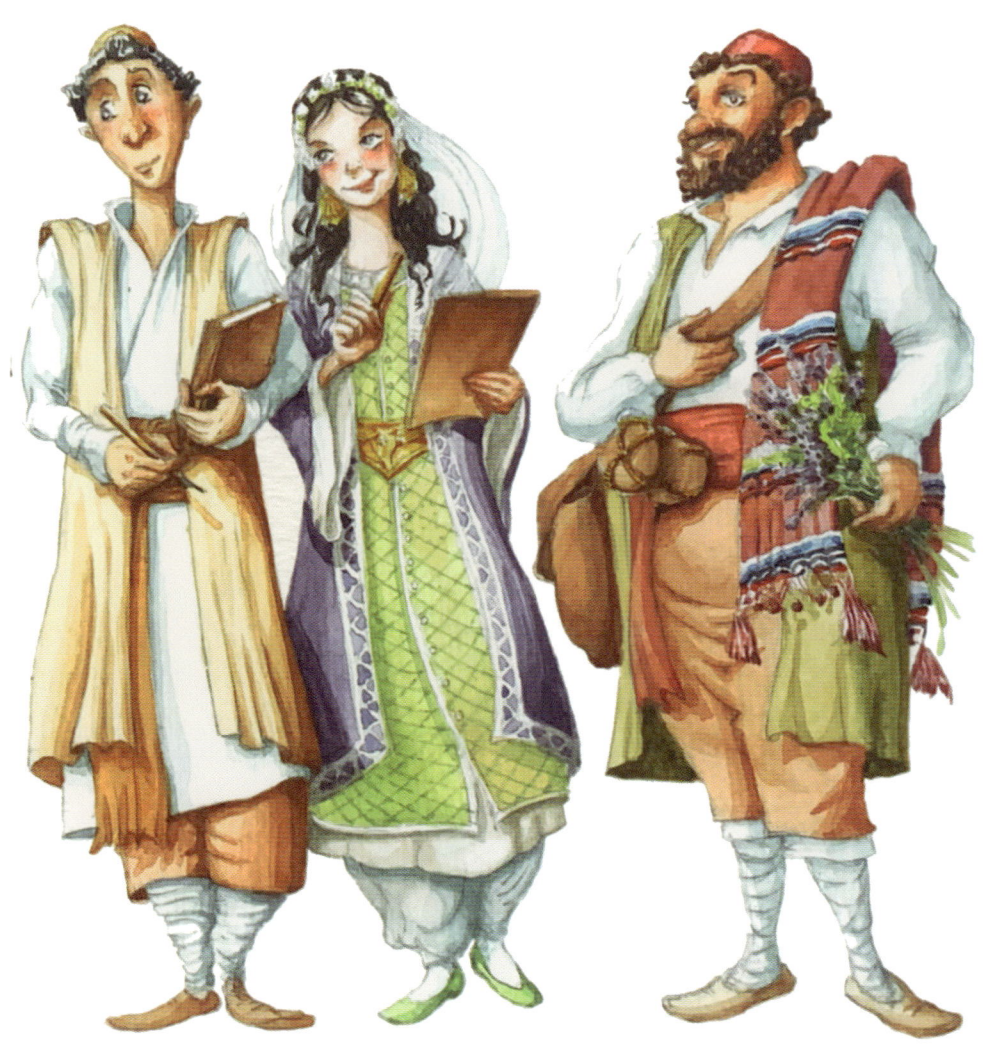

El Maristán

El hospital o maristán más famoso de al-Andalus estaba en el Albayzín, y fue construido por orden del Sultán de Granada Muhamad V, en el año 1367. En este maristán, médicos eminentes atendían a los enfermos e impartían una enseñanza práctica de la ciencia médica, incluida la cirugía. Los estudiantes que superaban el curso académico obtenían la diplomatura para ejercer la medicina.

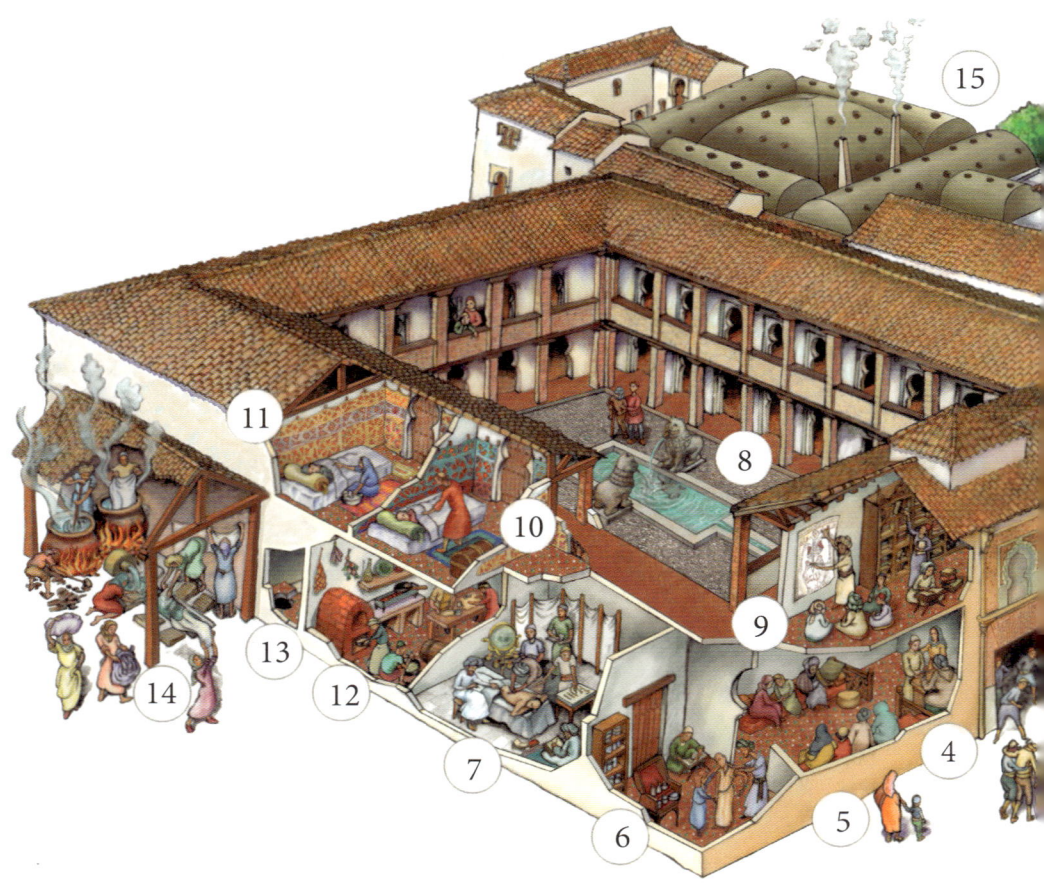

1. Jardín botánico con cultivo de plantas medicinales.
2. Laboratorio del alquimista. 3. Botica. 4. Administración y recepción.
5. Sala de espera. 6. Sala de consulta médica. 7. Sala de intervenciones quirúrgicas.
8. Biblioteca de estudio de medicina, con libros tanto en árabe como en griego.
9. Patio para el relax. 10. Habitaciones de los enfermos. 11. Habitaciones de las enfermas.
12. Cocina. 13. Retrete. 14. Zona de desinfección de ropa y sábanas.
15 Baños de vapor para la aplicación de hidroterapia.

The Maristan

The most famous hospital, or maristan, of al-Andalus was in the Albayzín, and it was constructed by order of the Sultan of Granada Muhamad V, in the year 1367. In this maristan, eminent doctors attended to the patients and carried out practical medical teachings, including surgery. The students who passed the academic course obtained a diploma to practice medicine.

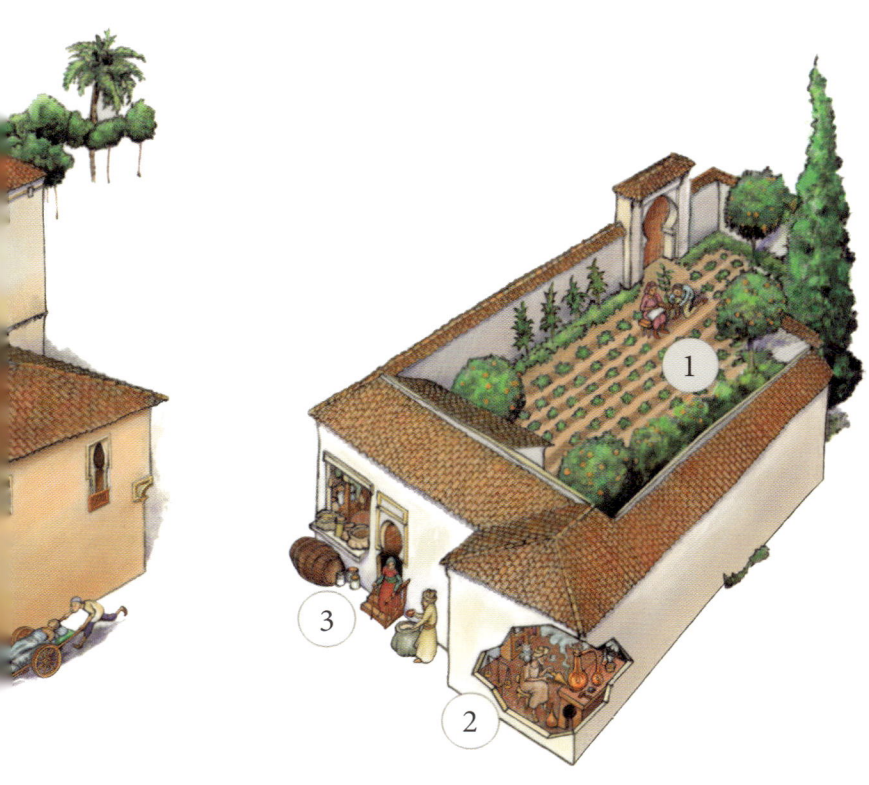

1. Botanical garden where medicinal plants were grown.
2. Alchemist laboratory. 3. Chemist. 4. Administration and reception.
5. Waiting room. 6. Medical consultation room. 7. Surgical intervention room.
8. Library of medical studies, with books in both Arabic and Greek.
9. Patios for relaxing. 10. Rooms for patients. 11. Rooms for nurses.
12. Kitchen. 13. Bathroom. 14. Area to disinfect clothes and sheets.
15. Steam rooms for the application of hydrotherapy.

La consulta médica

El médico andalusí buscaba de forma incansable la sabiduría, por lo que sus conocimientos eran la unión de varias materias como la anatomía, la fisiología, la botánica, la higiene, la astrología, la alquimia y la religión.

Cuando el médico pasaba consulta, registraba diariamente en una ficha personalizada la evolución del enfermo, y en ella apuntaba los síntomas, la terapia que debía seguir y los avances de su evolución. Esta ficha se archivaba y, cada vez que el paciente acudía al médico, se iba poniendo al día.

En algunas ocasiones, los cristianos de los reinos limítrofes, acudían a las consultas médicas para mejorar su estado de salud. La fama y profesionalidad de un médico se reconocía por el número de sillas en la puerta de su consulta.

Cuando un médico atendía a un paciente, se firmaba un contrato en el que se especificaba el tratamiento que debería aplicarse y cumplirse. Este contrato tenía un respaldo jurídico. La salud del paciente era jurídicamente protegida por tres personas: el médico, el paciente y una enfermera o un familiar encargado de cuidarlo. Cualquiera de estas tres personas podía acudir a la justicia si consideraba que el contrato no se había cumplido correctamente.

En caso de fallecimiento, la ficha del paciente era revisada por médicos supervisores y, si se producía un conflicto, intervenían los juristas.

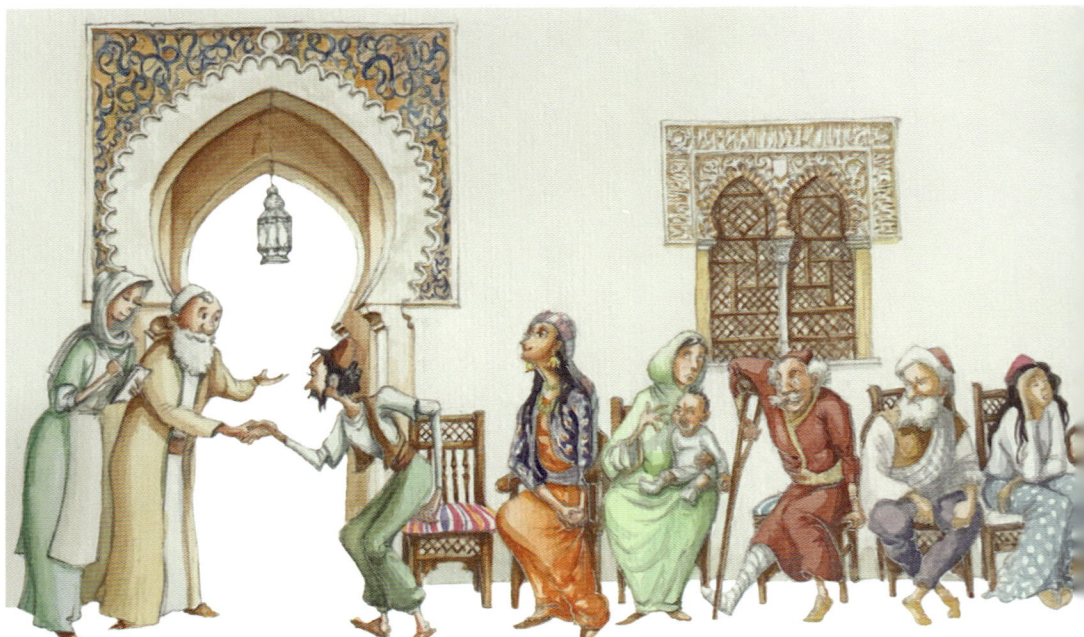

The medical consultation

The doctors of the al-Andalus period were on a never-ending search for new wisdom, and because of this their knowledge was made up of the union of various different subjects such as anatomy, physiology, botany, hygiene, astrology, alchemy, and religion.

During the course of a doctor's consultation period with a patient, they would keep a daily record in a personalized file, which contained notes of their symptoms, treatments and progress. This file was archived and then updated each time the patient came to see the doctor.

On some occasions, Christians from bordering kingdoms who were looking to improve their health would also turn up for these medical consultations. The reputation and professionalism of a doctor was measured by the number of seats at the door of their consultation rooms.

When a doctor attended to a patient, they signed a contract which specified the treatment that should be applied and adhered to. This contract was backed up by legal support. The patient's health was legally protected by three people: the doctor, the patient and a nurse or family member in charge of their care. Any one of these three people could get in contact with the courts if they felt that the contract had not been correctly adhered to.

In the case of death, the patient's file was reviewed by supervising doctors, and judges would intervene if a conflict arose.

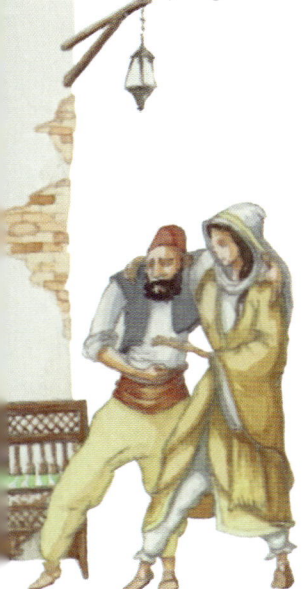

Cuarto capítulo

Costumbres de higiene

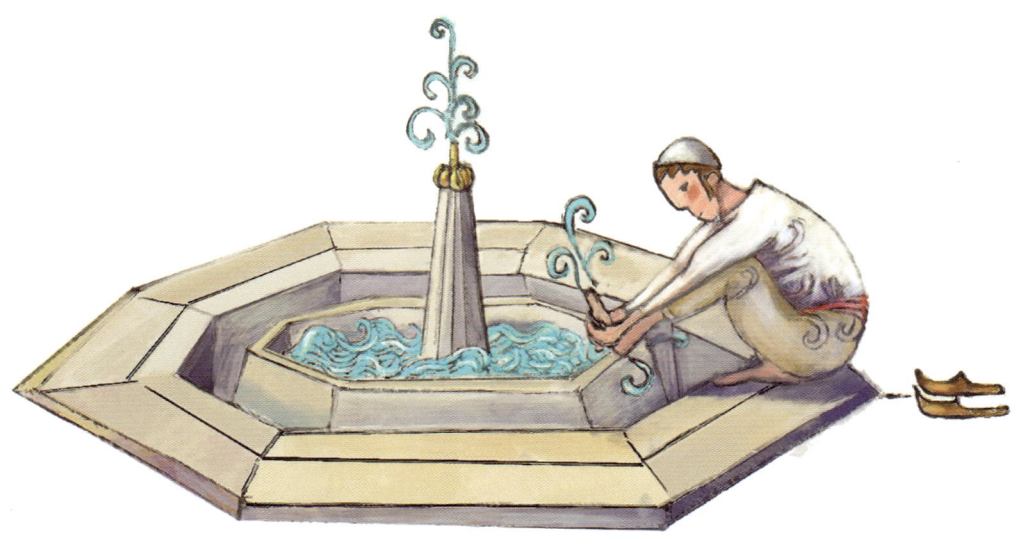

Chapter four

Hygiene habits

En la cultura islámica, el agua es muy importante. No es sólo anterior a la creación de los cielos y de la Tierra, sino que el trono de Allah está colocado sobre el agua. En ella está el origen de toda forma de vida. En el Paraíso, el agua será el elemento más destacado que puede gozar el ser humano en la vida eterna. El agua es considerada como el elemento esencial que da vida y forma al ser humano.

In Islamic culture, water was very important. Not only does water precede the creation of the skies and of the Earth, but it is also that upon which the throne of Allah is built. Within it is the origin of all forms of life. In paradise, water will be the most prominent element that human beings can enjoy in eternal life. Water is considered the essential element that gives life and form to human beings.

Costumbres cotidianas

Sólo la ciudad de Córdoba llegó a tener más de 300 baños en la época de Abd al-Rahman III, cifra que se duplica al final del califato.

Mientras que en el resto de Europa, las mujeres se bañaban dos veces al año y los hombres sólo por prescripción médica, en al-Andalus tomar baños era una costumbre cotidiana.

La industria química andalusí fue famosa por la fabricación de jabones, perfumes y alcoholes. Era tan grande el gusto de los andalusíes por la limpieza que, según un dicho popular, antes gastaba un mendigo su última moneda en jabón, que en una hogaza de pan.

Daily custom

The city of Cordoba alone had more than 300 baths in the period of Abd al-Rahman III, a figure which had doubled by the end of the caliphate.

Whilst in the rest of Europe women only bathed twice a year and men only under medical prescription, in al-Andalus bathing was a daily custom.

The al-Andalus chemical industry was famous for the production of soaps, perfume and alcohols. The people of al-Andalus were so much into cleanliness that, according to popular saying, a beggar would sooner spend their last coin on a bar of soap than a loaf of bread.

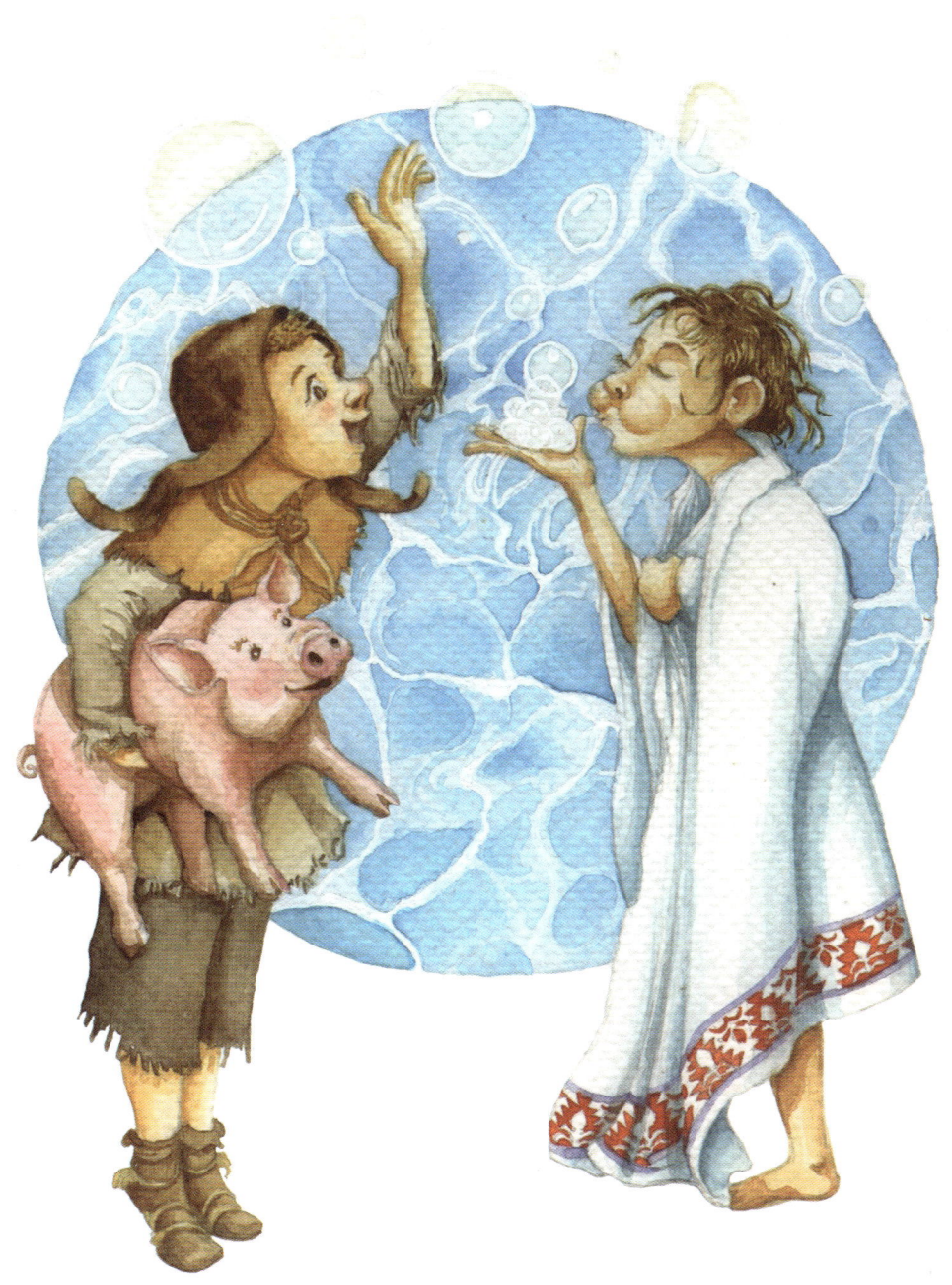

El Hammam

Los balnearios, que ya tenían gran tradición en la Andalucía bético-romana, proliferaron en la época andalusí, llegando su uso hasta nuestros días. Además de poseer un gran valor espiritual y social, el baño o *hammam* también tenía un gran valor terapéutico en la época andalusí. Algunos baños estaban situados en los nacimientos de los ríos y tenían aguas termales, sobre todo en las zonas rurales.

The Hammam

Spas, which were already a great tradition in Betic-Roman Andalusia, spread like wildfire in the al-Andalus period, and are still being used to this day. As well as having great spiritual and social value, the bath or *hammam*, also had great therapeutic value in the al-Andalus period.

Some baths were situated at the source of rivers and had thermal waters, especially in rural areas.

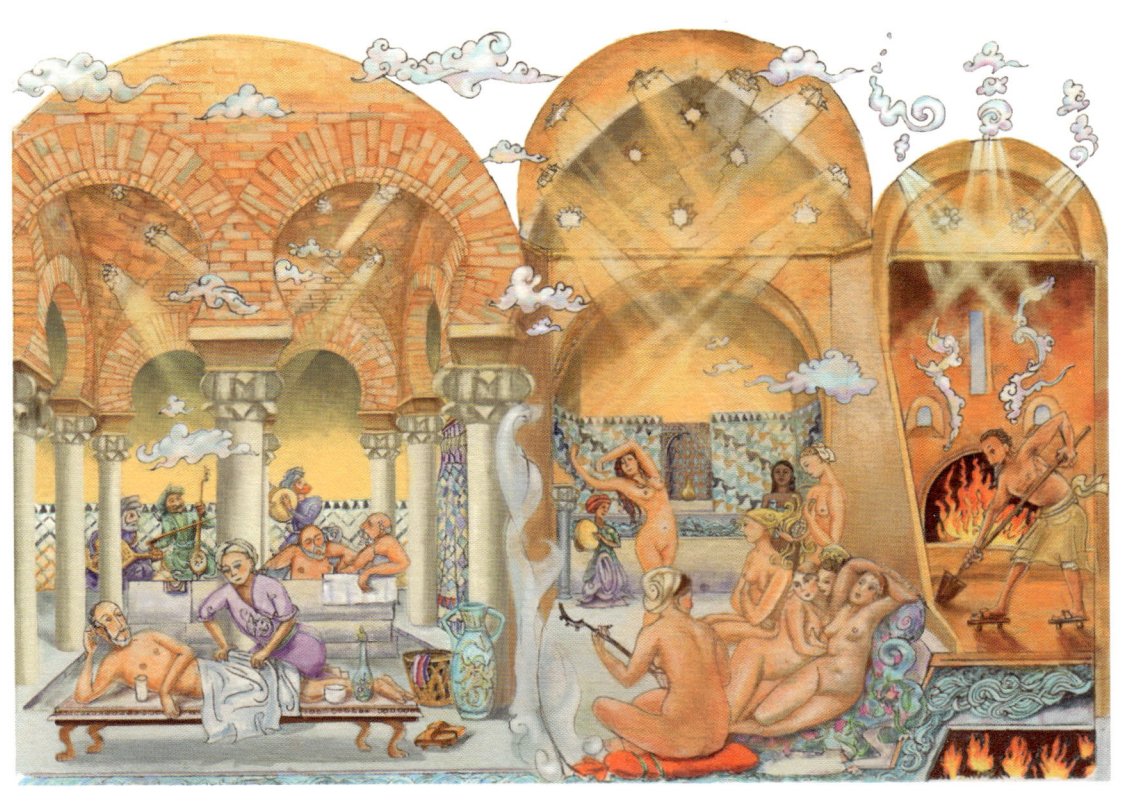

Las terapias del Hammam

Herencia de la tradición de las termas romanas, los baños disponían de cuatro espacios consecutivos para relajarse y dejarse llevar por su apacible y mágico ambiente:

- *Vestíbulo o zaguán* (en latín, *apodyterium*), sala en la que se recibía al cliente y donde se ubicaban los vestidores.

- *Zona de agua caliente o bayt al-sajun* (en latín, *caldarium*): el intenso vapor de agua dilataba los poros de la piel y mejoraba las enfermedades de las vías respiratorias.

- *Zona de agua templada o bayt al-wastani* (en latín, *tepidarium*): facilitaba una limpieza en profundidad, exfoliando la piel y dilatando los poros para ayudar a desintoxicarla. En esta estancia se aplicaban los masajes.

- *Zona de agua fría o bayt al-barid* (en latín, *frigidarium*): ayudaba a recuperar la temperatura natural, tonificaba el cuerpo, mejoraba el estado del sistema nervioso y también la circulación.

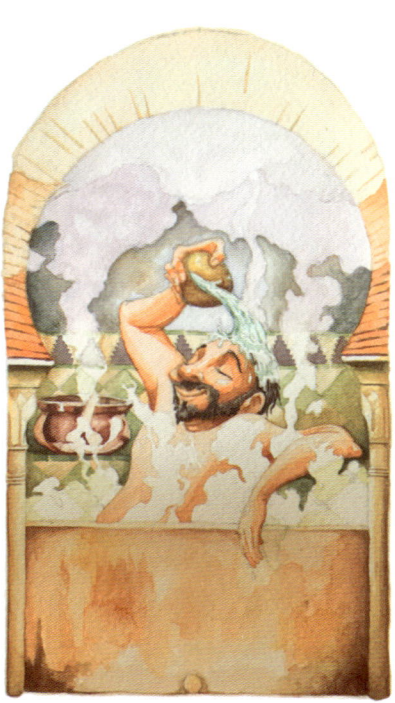

Hammam therapies

Inheriting the tradition of Roman thermal baths, these baths consisted of four consecutive spaces where you could relax and let yourself be carried about by their peaceful and magical atmosphere:

- *Lobby or «zaguán»* (in Latin, *apodyterium*), the space where customers were greeted and where the changing rooms were situated.

- *Hot water zone or bayt al-sajun* (in latín, *caldarium*): the intense vapor from the water dilated the skin's pores and alleviated respiratory illnesses.

- *Warm water zone or bayt al-wastani* (in latín, *tepidarium*): this allowed for deep cleaning, exfoliating the skin and dilating the pores, in order to aid detoxification. Massages were also given in this space.

- *Cold water zone or bayt al-barid* (in latín, *frigidarium*): this helped the body to return to a natural temperature, toned the body and improved the nervous system and circulation.

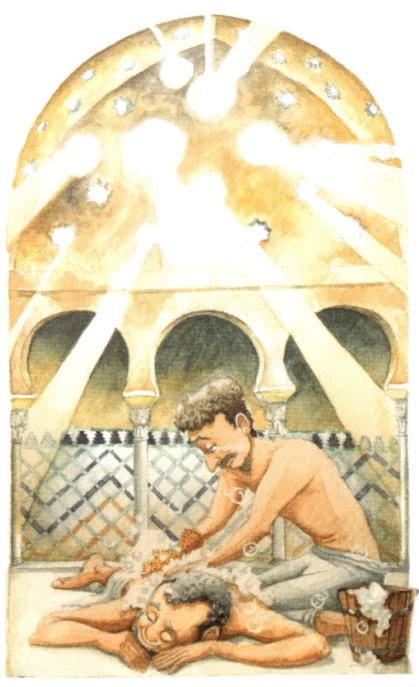
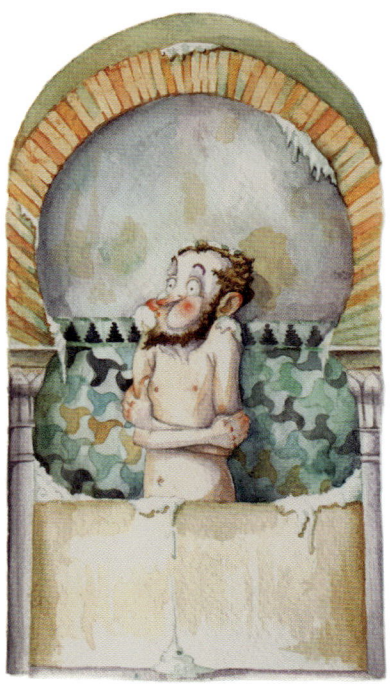

Quinto capítulo

Galería de científicos ilustres

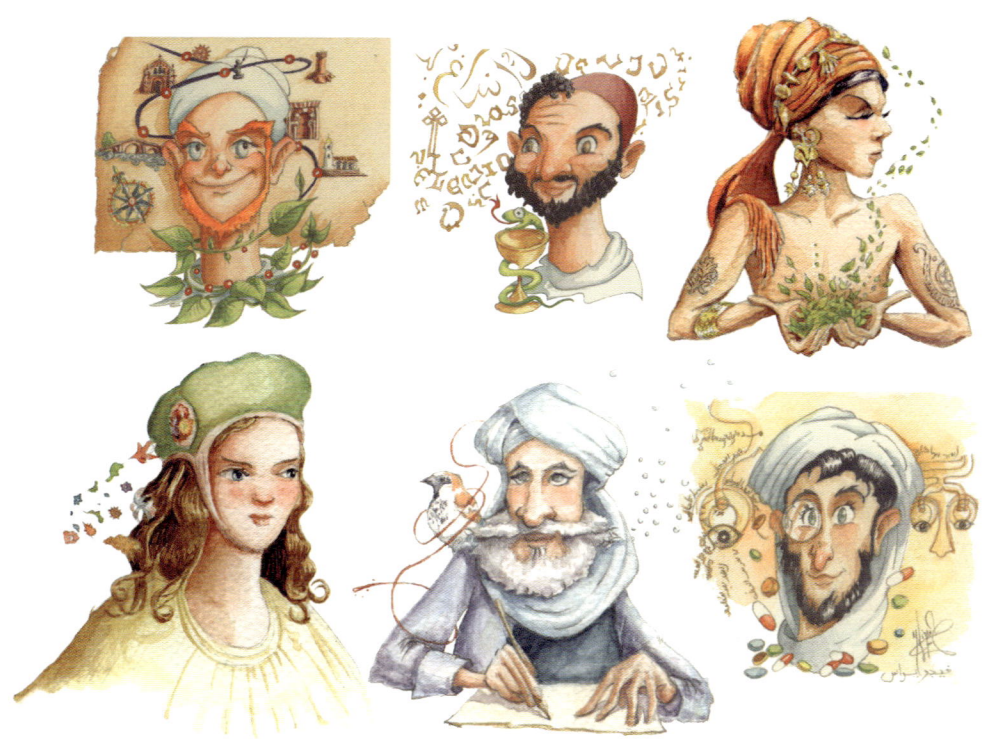

Chapter five

Gallery of distinguished scientists

Al-Andalus fue puente entre Oriente y Occidente, recuperando para Europa los saberes griegos que se habían perdido durante el oscuro periodo medieval. También regaló al viejo continente las ciencias y los saberes que habían desarrollado los sabios andalusíes, aportando grandes avances a la medicina. Éstas son algunas de las personalidades que contribuyeron a esa tarea.

Al-Andalus was the bridge between East and West, bringing back to Europe the Greek knowledge that had been lost during the dark medieval period. It also gifted the old continent the sciences and knowledge that had been developed by the wise Andalusians, contributing to great advances in medicine. These are some of the personalities who contributed to this task.

Los médicos mozárabes. Del siglo VIII al X

Durante este periodo histórico, son los médicos mozárabes (cristianos influenciados por la predominante cultura islámica que se da en al-Andalus) los protagonistas del entorno científico, gracias al conocimiento sobre las sustancias medicinales de la época. Entre ellos destacaron las siguientes personalidades.

Hamdin Ibn Ubba (Oppas) (Córdoba 852-886). Elaboró un medicamento compuesto por ciento un ingredientes, todos ellos de origen vegetal. Esto le hizo alcanzar renombre y gran riqueza durante el periodo de Muhammad I, emir de al-Andalus.

Yawad. (¿ ?). Dentro de la medicina mozárabe destaca este médico por la elaboración de un *la'ūq* que fue bautizado con su nombre, también se le conoció como «medicamento de la ermita». Gracias a él consiguió gran fama y fortuna.

Jalid ibn Yazid ibn Ruman (Córdoba, en torno al 860 - ?). Se le conocía popularmente como Romano el médico. Sus grandes conocimientos sobre las drogas los recogió en la *Epístola sobre los medicamentos de los árboles*. Tenía relación con el médico egipcio, también cristiano, Nastas ibn. Yurayy, con quien intercambió

The Mozarab doctors. From the 8th to the 10th century

During this historic period, it is the Mozarab doctors (Christians influenced by the predominantly Islamic culture of al-Andalus) who are the protagonists of the scientific world, thanks to their knowledge of the medicinal substances of this time. Amongst them, the following personalities stand out.

Hamdin Ibn Ubba (Oppas) (Córdoba 852-886). He created a medicine made up of one hundred and one ingredients, all of them of plant-based origin. This brought him fame and great fortune during the period of Muhammad I, emir of al-Andalus.

Yawad. (¿ ?). Within Mozarab medicine, the doctor Yawad stands out for his creation of a *la'ūq* which was baptised in his name, and was also known as «the medicine of the hermitage». Thanks to this he achieved great fame and fortune.

Jalid ibn Yazid ibn Ruman Córdoba, around 860 - ?). He was commonly known as Romano the doctor. His great knowledge about drugs was collected in the *Epistle on the medicines of the tree*s. He was connected to the Egyptian doctor Nastas ibn. Yurayy, also a Christian, with whom he exchanged knowledge. This

conocimientos. Esto demuestra la temprana relación que se dio entre médicos de Egipto y al-Andalus.

Ibn Habib (? - 853). Autor del primer texto que recoge, en al-Andalus, los conceptos de la medicina greco-helenística en el *Compendio de Medicina* (*Mujtasarfī l-tibb*). Este tratado contiene un capítulo importante dedicado a las propiedades terapéuticas y dietéticas de distintos productos animales y vegetales. Durante su peregrinación a La Meca, aprendió de los más eminentes maestros. Tras su regreso a al-Andalus, formó parte de la corte de Abd al-Rahman II.

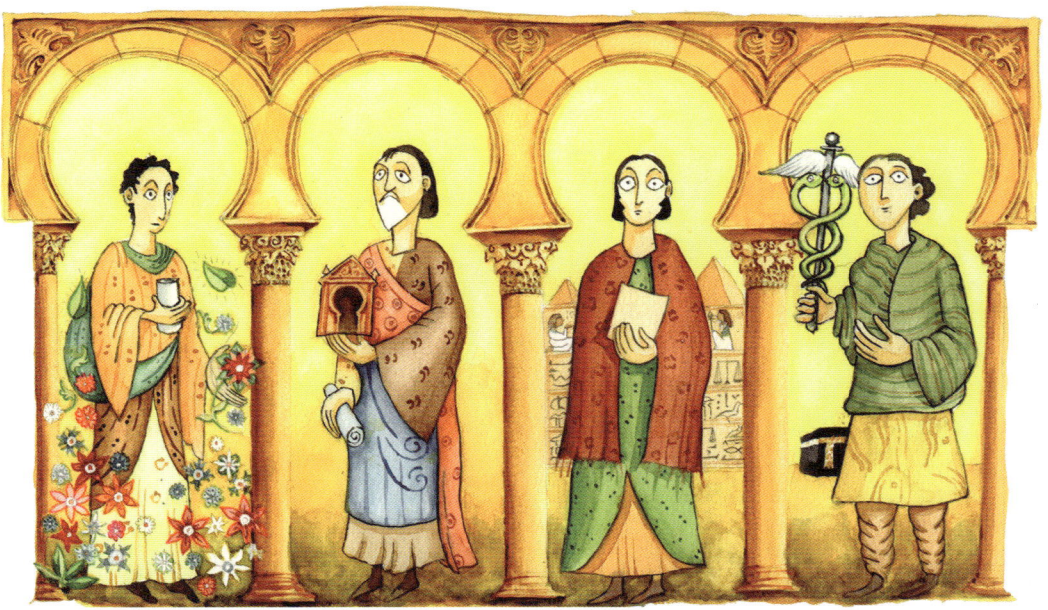

demonstrates the early relationship that existed between the doctors of Egypt and al-Andalus.

Ibn Habib (? - 853). Author of the *Compendium of Medicine* (*Mujtasarfī l-tibb*), the first text that includes, in al-Andalus, the concepts of Greek-Hellenistic medicine. This treatise contains an important chapter dedicated to the therapeutic and dietetic properties of different animal and plant products. During his pilgrimage to Mecca, he learned from the most eminent masters. Following his return to al-Andalus, he became a member of the court of Abd al-Rahman II.

Ahmad ibn Ilyas (?, 852 - ?, 886)

Ahmad ibn Ilyas, uno de los primeros médicos del que tenemos conocimiento en la historia de al-Andalus. Vivió durante el reinado del emir andalusí Muhammad I de Córdoba, durante los años 852- 886 de nuestra era. Ibn Ilyas pudo ejercer la medicina gracias a la eficiencia del emir de Córdoba, que supo conciliar los enfrentamientos personales entre los miembros de la corte y, al mismo tiempo, mantuvo buenas relaciones con el norte de África y los reinos cristianos del sur de Europa.

Ahmad Ibn Ilyas, one of the earliest known doctors in the history of al-Andalus. He lived during the reign of the Andalusian emir Muhammad I of Córdoba, during the years 852–886 AD. Iba Ilyas was able to practice medicine thanks to the efficiency of the emir of Córdoba, who managed to reconcile personal conflicts between members of the court and, at the same time, maintain good relations with North Africa and the Christian kingdoms of Southern Europe.

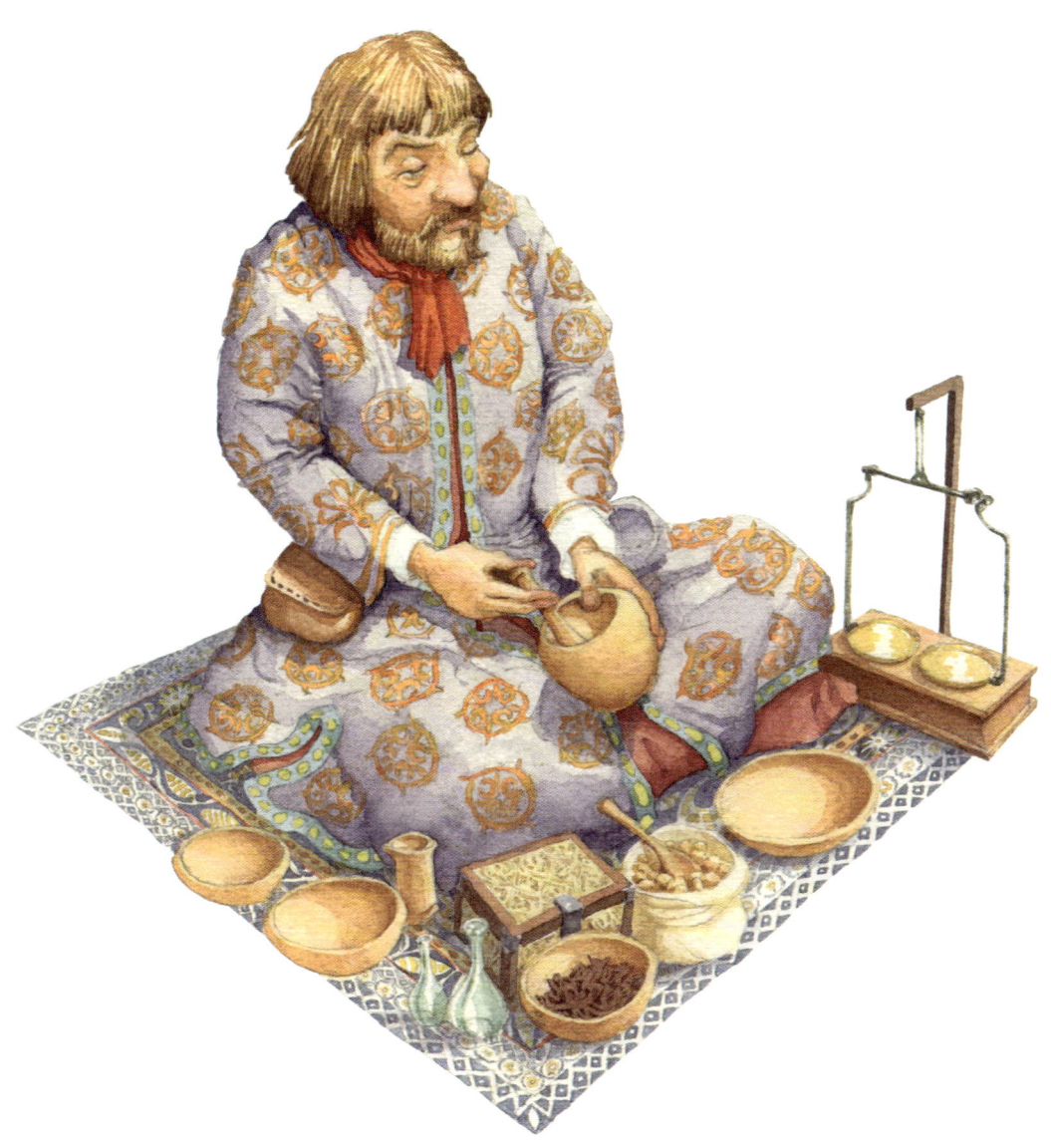

Yahya ibn Ishaq (? - ?, 935)

Era hijo de Ishaq, un médico cristiano andalusí famoso por su habilidad y experiencia. Al igual que su padre, fue hábil en la práctica de la medicina. Yahya se convirtió al Islam, siendo considerado muladí (cristiano converso al islam). Antes de que la medicina de Oriente Próximo ejerciera su influencia en al-Andalus, era común que los médicos andalusíes escribieran pandectas (compilaciones de remedios médicos), producto de su propia investigación. Yahya agrupó en cinco volúmenes sus pandectas, según la tradición occidental cristiana. Siguiendo los consejos de un fraile de uno de los numerosos monasterios de los alrededores de Córdoba, con la sangre de un pichón recién sacrificado curó a Abd al-Rahman III de un fuerte dolor de oídos. De esta época datan también las famosas pastillas de anís, cuya receta quedó en secreto, pero que le valieron a Yahya la amistad del califa. Gracias a esta amistad ejerció como médico y visir (primer ministro) en la corte cordobesa. En sus primeros años como visir se dedicó casi en exclusiva a negociar un acuerdo con el rebelde andalusí Umar ben Hafsun. También ratificó los acuerdos de paz entre al-Andalus y el reino de León.

He was the son of Ishaq, an Andalusian Christian doctor famous for his skills and experience. Like his father, he was skilled in the practice of medicine. Yahya converted to Islam and was thus considered a muladí (a Christian who has converted to Islam). Before the influence of Middle Eastern medicine in al-Andalus, it was common for Andalusian doctors to write pandects (collections of medical remedies) based on their own research. Yahya grouped his pandects into five volumes, following the Western Christian tradition. Following the advice of a friar from one of the many monasteries around Córdoba, he cured Abd al-Rahman III of a severe earache by using the blood of a freshly sacrificed pigeon. During this time, he also created the famous aniseed pills, the recipe for which remained a secret, but managed to earn Yahya the caliph's friendship. Thanks to this friendship, he was able to serve as a doctor and a vizier (prime minster) in the court of Córdoba. His first years as vizier were dedicated almost exclusively to negotiating an agreement with the rebel Andalusian Umar ben Hafsun. He also ratified peace agreements between al-Andalus and the Kingdom of Leon.

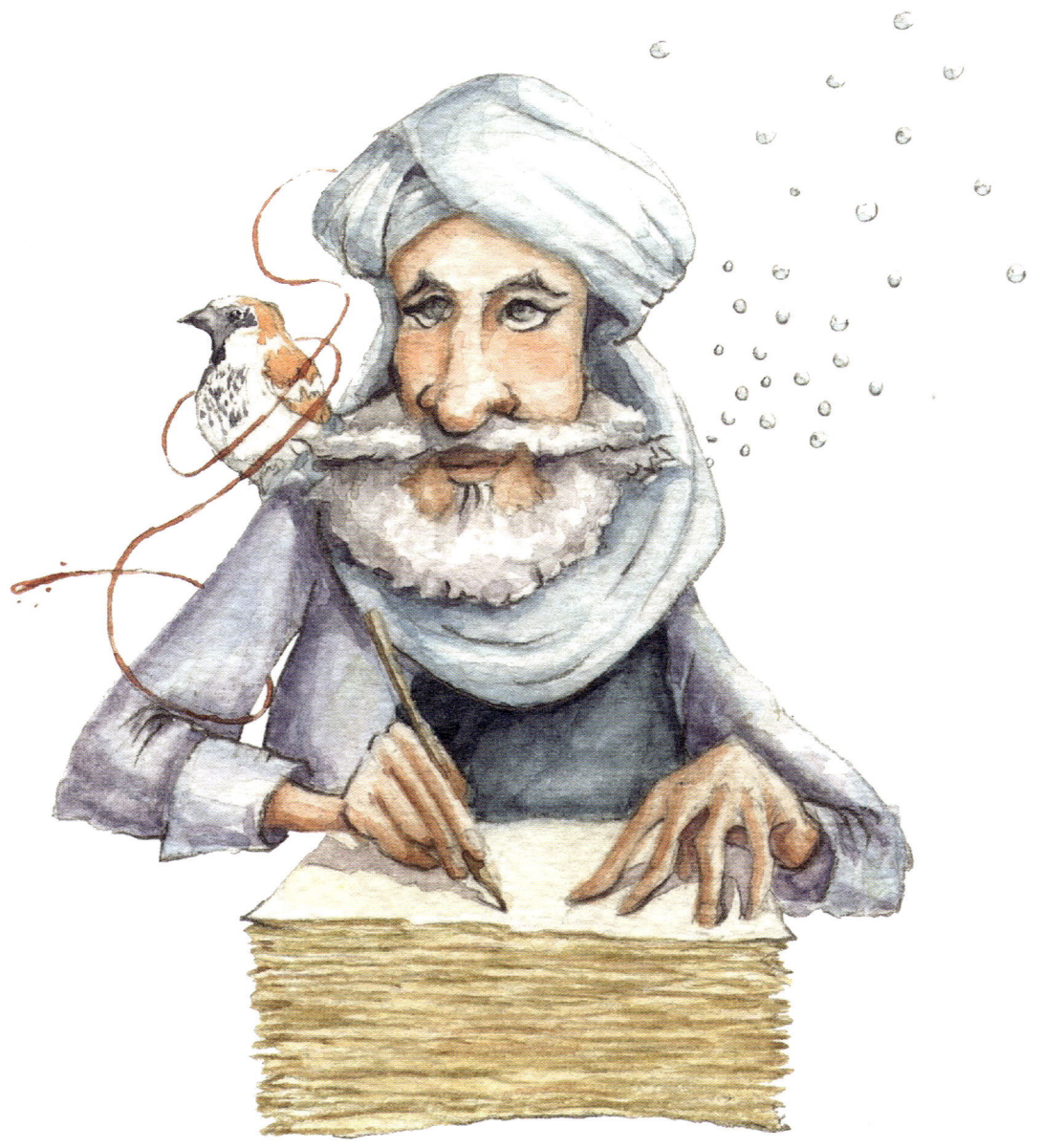

Abd al-Rahman ibn Ishaq al-Haytam al-Qurtubi
(Córdoba, ? - ?, 951)

Se sabe muy poco sobre la vida y la obra de al-Haytam. Probablemente formó parte del equipo que corrigió y tradujo *De Materia Médica* de Dioscórides junto con el gran médico judío Hasday ibn Saprut y el monje Nicolás, para el califa Abd al-Rahman III.

Una de las primeras traducciones de obras médicas del árabe al hebreo fue su *Libro de propiedades* [médicas]. El texto original en árabe se ha perdido y sólo queda la versión hebrea titulada *Sefersegulot*. Otra versión, mucho más amplia que el original, fue compuesta poco tiempo después bajo el título *El libro de experiencias médicas basadas en las propiedades*, escrito por el sabio rabino Abraham ibn 'Ezra.

Little is known about the life and work of al-Haytam. He most likely formed part of the team which edited and translated Dioscorides' *De Materia Medica* for the caliph Abd al-Rahman III, along with renowned Jewish doctor Hasday ibn Saprut and the monk Nicolás.

One of the first translations of medical works from Arabic to Hebrew was his *Book of* [medical] *properties*. The original Arabic text has been lost and only the Hebrew version, entitled *Sefersegulot*, remains. Another version, much more extensive than the original, was written a short time later by the wise rabbi Abraham ibn Ezra, under the title *The book of medical experiences based on the properties*.

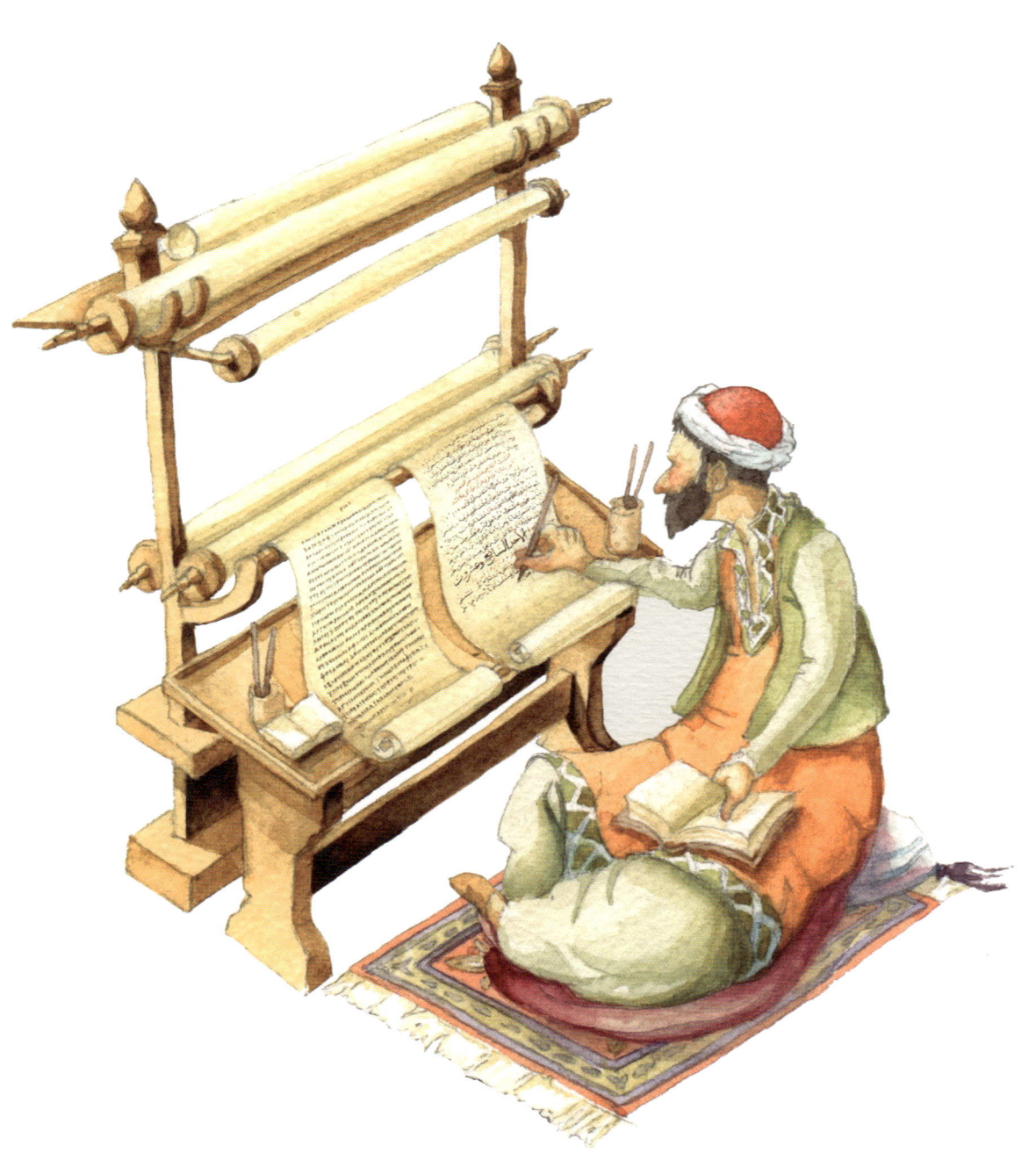

Arib ibn Sad al-Qurtubi (Córdoba, 896 - 976)

Historiador y médico, especialista en Ginecología y Obstetricia, Arib ibn Sad al-Qurtubi nació en Córdoba en torno al 896. De familia muladí, estudió medicina en Córdoba y prestó sus servicios en las cortes de Abd al-Rahman III y al-Hakam II, en la capital del califato. Escribió un interesante libro sobre ginecología e higiene para mujeres embarazadas y recién nacidos. Este texto se considera el más importante de la medicina árabe sobre esta materia, al documentarse en fuentes muy diversas: griegas, indias, persas y de tradición árabe. También realizó un estudio sobre obstetricia, *Khalq al Janin* (*La creación del Embrión*), en el que relató, entre otras cosas, la formación del feto durante los nueve meses de gestación. Se trata de una obra de quince capítulos, ocho de ellos dedicados a Ginecología y Obstetricia y los restantes a Pediatría y Puericultura. Analizó igualmente las deformidades del feto, los abortos, el recibimiento del niño en el parto y la lactancia infantil. Diseñó el *Calendario de Córdoba* sobre temas de agricultura, astronomía y medicina. Muchos de los tratamientos médicos que proponía eran remedios elaborados con productos vegetales.

A historian and doctor specializing in Gynecology and Obstetrics, Arib ibn Sad al-Qurtubi was born in Córdoba around 896. From a muladi family, he studied medicine in Córdoba and served in the courts of Abd al-Rahman III and al-Hakam II, in the caliphate's capital. He wrote an interesting book about gynecology and hygiene for pregnant women and newborns. This book is considered the most important in Arabic medicine about this topic, as it draws from a wide range of sources, including Greek, Indian, Persian, and Arabic tradition. He also carried out a study on obstetrics, *Khalq al Janin* (*The creation of the Embryo*), in which he explained, amongst other things, how a fetus is formed during the nine months of gestation. It is a book made up of 15 chapters, eight of them dedicated to Gynecology and Obstetrics, and the rest to Pediatrics and Childcare. He also analyzed fetal abnormalities, miscarriages, the arrival of the baby during childbirth, and infant breastfeeding. He designed the *Calendar of Córdoba*, covering the themes of agriculture, astronomy, and medicine. Many of the medical treatments which he proposed consisted of remedies made with plant products.

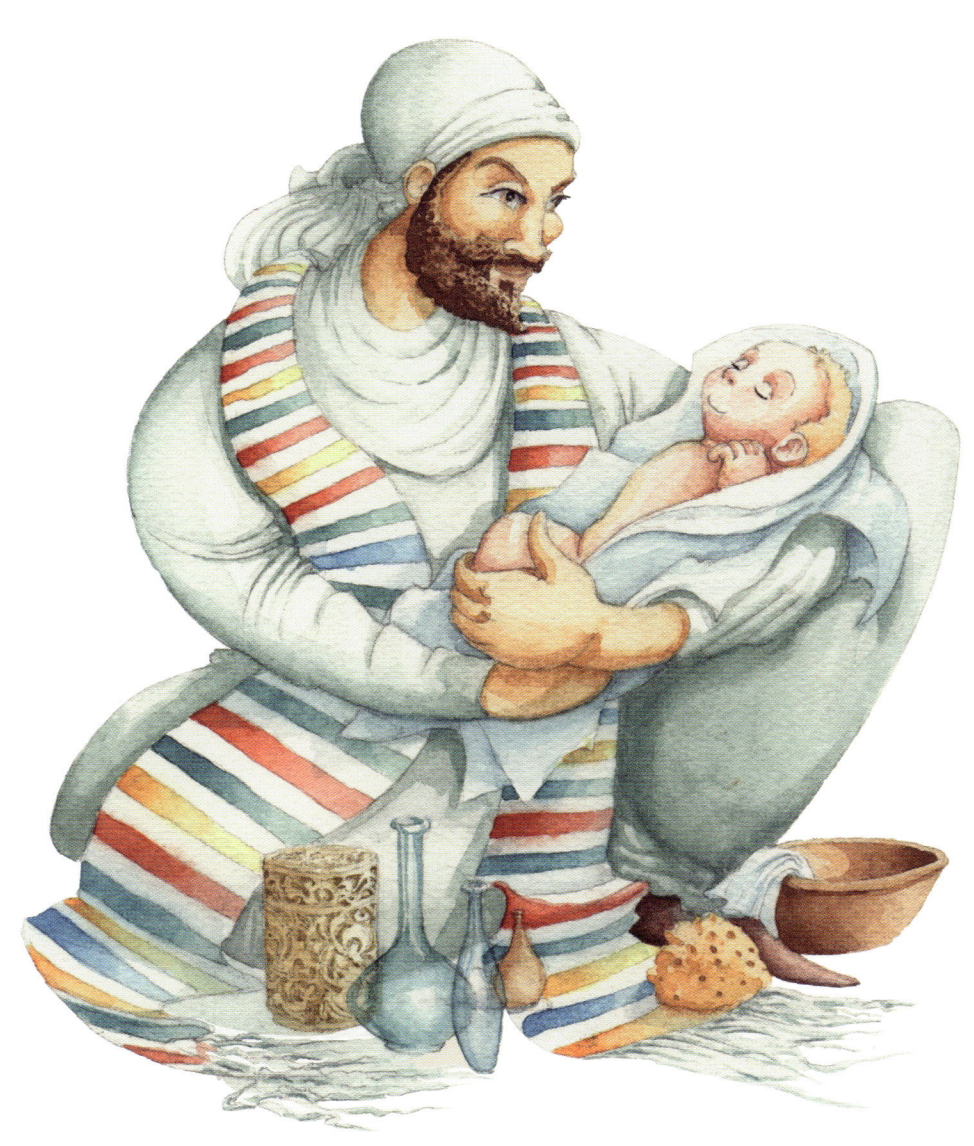

Abulcasis (Medina Azahara, 936 - ¿Córdoba?, 1013)

Considerado padre de la cirugía moderna, fue el médico, farmacéutico y psiquiatra más importante de la Edad Media. Gracias a él, la ciencia médica alcanzó su máximo esplendor en al-Andalus.

Escribió la primera gran enciclopedia, *Kitab al Tasrif*, un extenso tratado de treinta tomos sobre farmacología, patología, farmacia, dietética, psicoterapia y cirugía. En este tratado describió, a través de dibujos, las principales técnicas y 300 tipos de instrumentos quirúrgicos, inventados por él para utilizarlos en cada intervención. Describió el uso del cauterio, instrumento para quemar heridas con el fin de aliviar las afecciones dolorosas. Dedicó algunos capítulos a la obstetricia y al tratamiento quirúrgico de ojos y orejas. Describió también amputaciones, disecciones, vivisecciones (disección de animales para su estudio), fracturas o cómo deshacer piedras alojadas en la vejiga. Asimismo, fue el primer médico en describir la hemofilia (dificultad en la coagulación de la sangre) y utilizó hilo de seda para coser los tejidos dañados. También fue un experto dentista, describiendo varios procesos para la extracción dental, la forma de alinear los dientes y la técnica para crear, a partir de huesos de animal, piezas nuevas e insertarlas. Todo esto contribuyó al desarrollo de la ortodoncia moderna.

Considered the father of modern surgery, he was the most important doctor, pharmacist, and psychiatrist of the Middle Ages. Thanks to him, medical science reached its zenith in al-Andalus.

He wrote the first great encyclopedia, *Kitab al Tasrif*, an extensive thirty-volume treatise about pharmacology, pathology, pharmacy, dietetics, psychotherapy, and surgery. In this treatise he described, using drawings, the main surgical techniques and 300 types of surgical instruments, invented by him to be used during each operation. He explained the use of cauterization, an instrument to burn wounds with the aim of alleviating painful conditions. He dedicated some chapters to obstetrics and the surgical treatment of the eyes and ears. He also explained amputations, dissections, vivisections (dissections of animals in order to study them), fractures, and the dislodgement of bladder stones. Additionally, he was the first doctor to explain hemophilia (difficulty in blood clotting) and he used a silk thread to sew damaged tissues. He was also an expert dentist, describing the various processes of dental extraction, how to straighten teeth, and techniques for creating and inserting new dental pieces using animal bones. All of this contributed to the development of modern orthodontics.

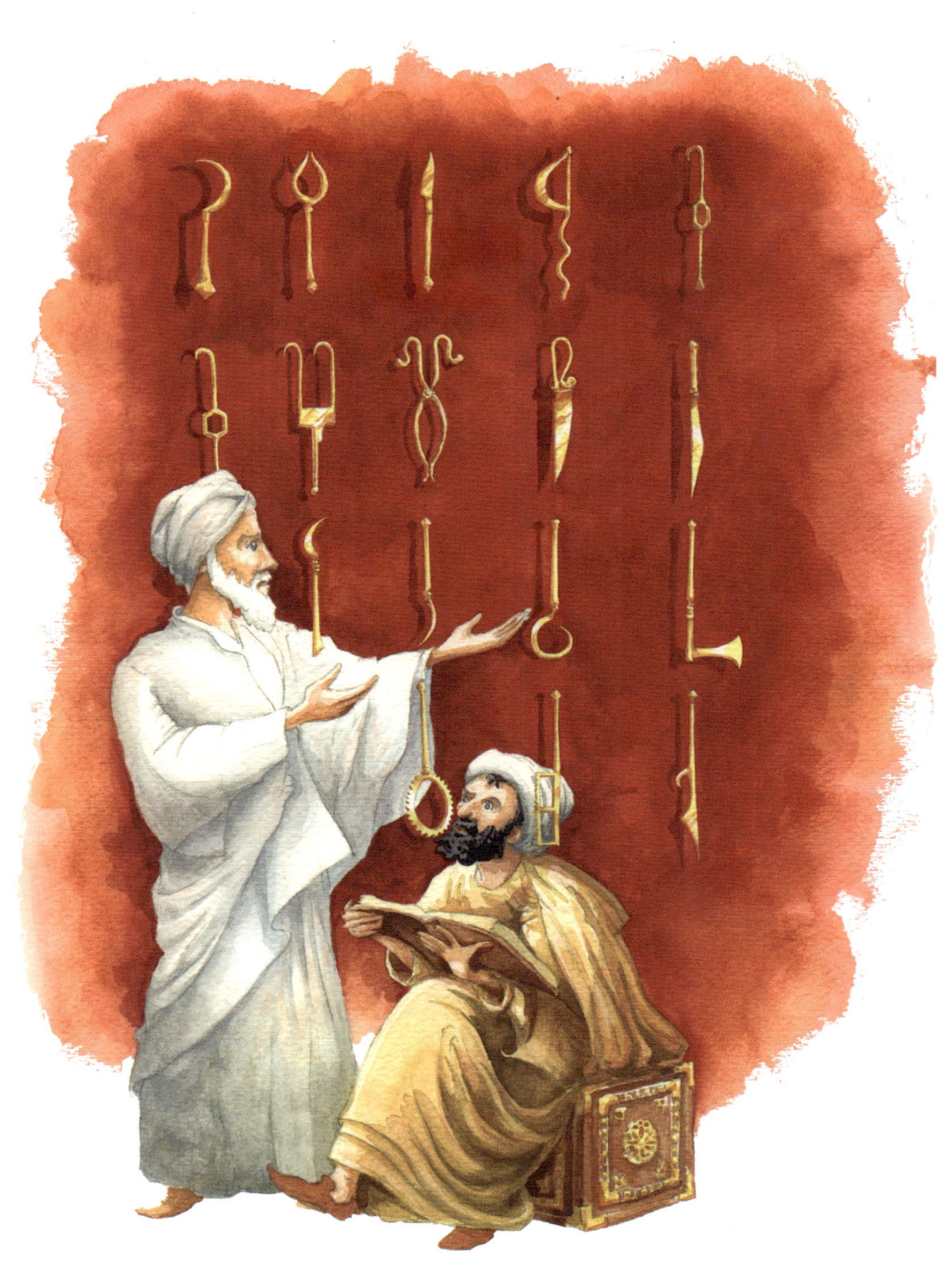

Hasday ibn Saprut (Jaén, 915 - Córdoba, 975)

Médico y diplomático judío-sefardí que nació en Jaén en 915. Se trasladó muy joven a Córdoba, donde aprendió medicina, así como hebreo, árabe y latín. Se hizo famoso por haber descubierto un remedio universal o panacea, llamada *al-Faruk*, una especie de antídoto contra el veneno, según algunos autores. Fue médico del califa Abd al-Rahman III (912- 961) y, gracias a su sabiduría, se convirtió en uno de sus principales consejeros, llegando a ser ministro de asuntos exteriores. También fue el encargado de recibir a la embajada del emperador bizantino Constantino VII, que en 949 visitó Córdoba e hizo distintos obsequios al califa. Entre los regalos, destacaba el magnífico códice de la Obra botánica de Dioscórides, muy valorado por los médicos y naturalistas andalusíes. Ibn Shaprut tradujo esta obra al árabe, ayudado por el monje bizantino Nicolás. Falleció en Córdoba en 975.

A Jewish-Sephardic doctor and diplomat who was born in Jaén in 915. He left for Córdoba at a very young age, where he learned medicine, as well as Hebrew, Arabic, and Latin. He became famous for discovering a universal remedy, or panacea, known as *al-Faruk*, which according to some authors was a type of antidote against poison. He was the doctor of the caliph Abd al-Rahman III (912-961) and his great knowledge led him to become one of his main advisors, eventually serving as the minister of foreign affairs. He was also responsible for receiving the ambassador of the Byzantine Empire, Constantine VII, who visited Córdoba in 949 and presented various gifts to the caliph. Amongst these gifts was the magnificent manuscript of Dioscorides' Botanical work, highly valued by Andalusian doctors and naturalists. Ibn Shaprut translated this work into Arabic, with the help of the Byzantine monk Nicolás. He died in Córdoba in 975.

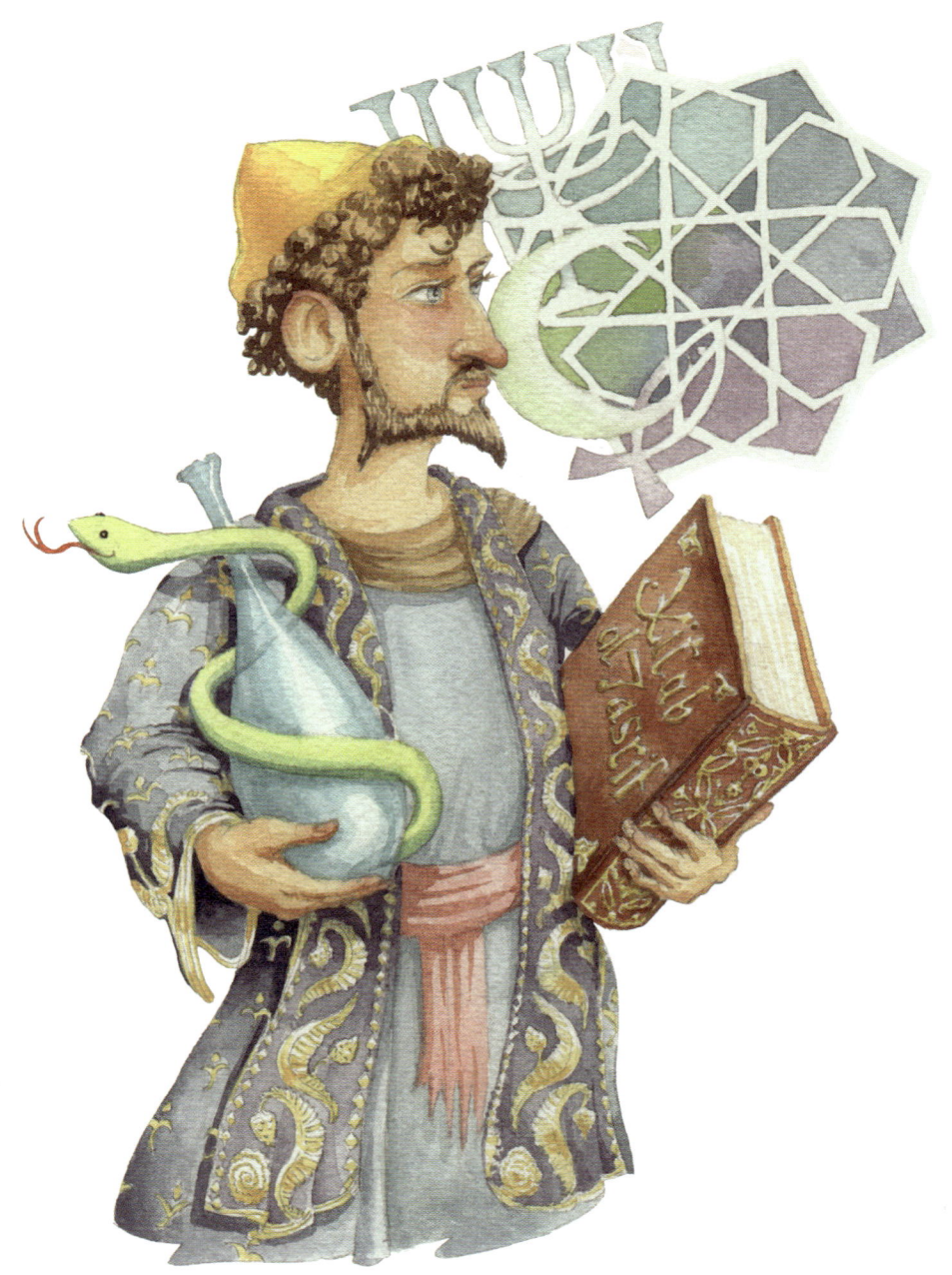

Hasan Ibn Yulyul (Córdoba, 943 - ¿Córdoba?, 994)

Historiador y médico, nacido en Córdoba en 943. A partir de los catorce años fue profesor de medicina y escribió un libro de comentarios en el que explica y traduce los nombres de los medicamentos simples que aparecían en *De Materia Medica* de Dioscórides, así como otros medicamentos nuevos, descubiertos en al-Andalus, que no mencionaba el médico griego en su obra clásica.

También fue autor del primer tratado sobre la Triaca (antídotos contra venenos) en al-Andalus y otro libro sobre errores en la práctica de la medicina. Es famosa su obra sobre los médicos y filósofos que ejercían en al-Andalus, que se ha convertido en el volumen más antiguo escrito en árabe sobre la historia de la medicina. Contiene 57 biografías, 31 de las cuales son de autores orientales y, el resto, africanos o andalusíes.

Con estas palabras describe la esencia de la medicina: «Allah creó la curación y la repartió entre las plantas que hace brotar de la tierra, los animales que colocó sobre ella que andan, nadan en el agua y reptan y los minerales enterrados en el interior de la tierra. En todo ello está la curación, la misericordia y el auxilio de Allah».

A historian and doctor born in Córdoba in 944, who became a medical professor at the age of 14. He wrote a book explaining and translating the names of simple medicines that appeared in Dioscorides' *De materia medica*, as well as other newly discovered medicines in al-Andalus that had not been mentioned by the Greek doctor in his classic work.

He was also the author of the first treatise on Theriac (poison antidotes) in al-Andalus, and of another book about mistakes in the practice of medicine. His famous work about the doctors and philosophers who practiced in al-Andalus is the oldest volume written in Arabic about the history of medicine. It contains 57 biographies, 31 of which are about Eastern authors, whilst the rest are about Africans and Andalusians.

With these words he describes the essence of medicine: «Allah created healing and spread it among the plants that grow from the earth, the animals placed upon it, those that swim in the water, and those that crawl, as well as the minerals buried within the earth. In all of these, there is healing, mercy, and the help of Allah».

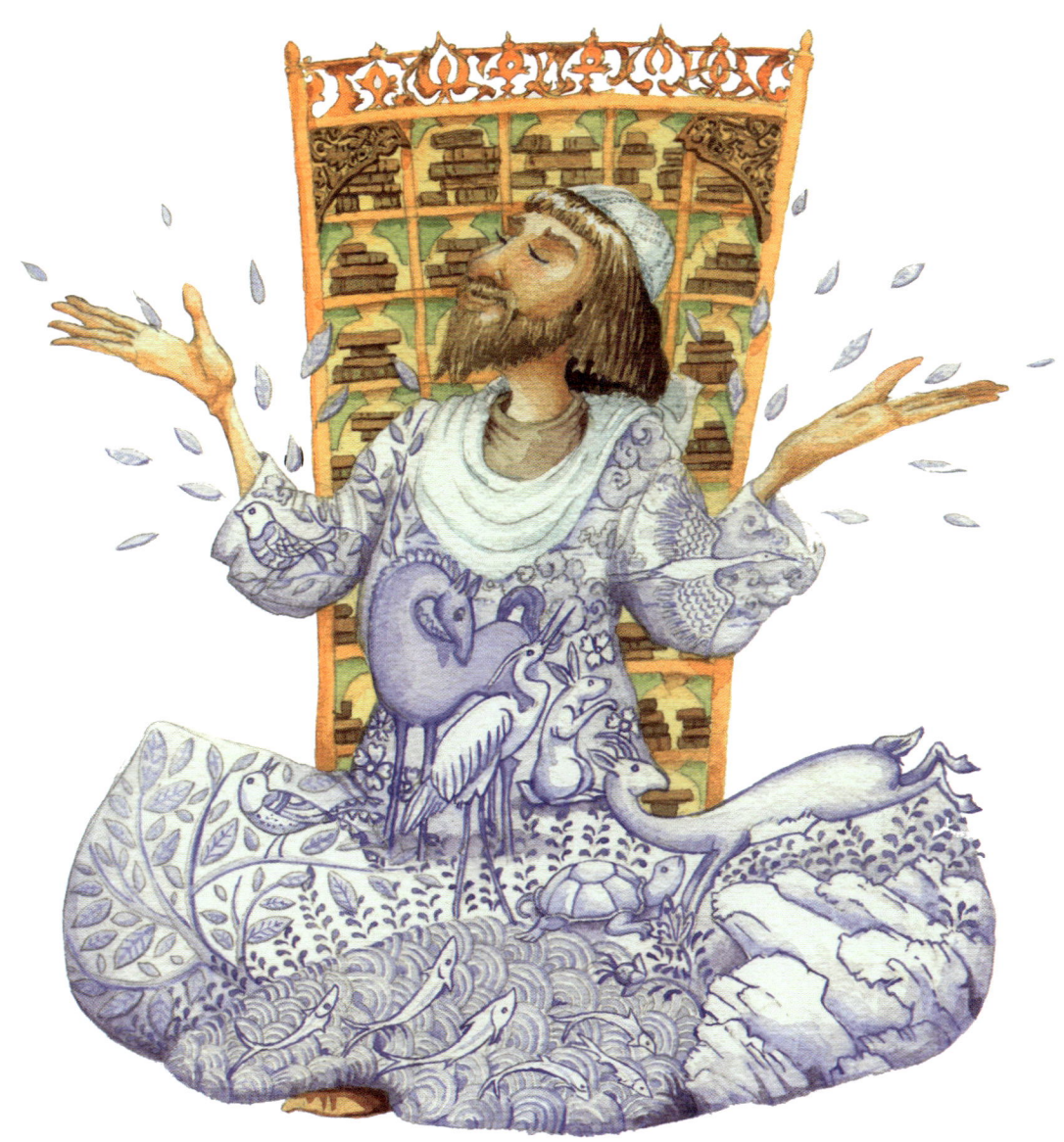

Al-Qattani (Córdoba, 950 - Zaragoza, 1029)

Médico, literato y músico andalusí, nacido en Córdoba en el año 950.

Al-Qattani fue médico personal de Almanzor, hasta que estalló la guerra que puso fin al califato de Córdoba. Este conflicto le obligó a trasladarse a la Taifa de Zaragoza, donde siguió ejerciendo la medicina y desarrollando las terapias que, años antes, había iniciado Abulcasis de Córdoba.

Al-Qattani escribió el *Libro del árbol*, en el que recoge el tratamiento de las enfermedades peligrosas, con síntomas epidérmicos. En este libro, describe el tratamiento de heridas, inflamaciones y lesiones repentinas, ampliando las experiencias descritas en la obra de al-Razi y de Galeno.

El *Libro del árbol* es un manual de primeros auxilios, escrito con un lenguaje muy didáctico. Cualquier persona no especializada puede entenderlo y preparar los medicamentos más comunes y eficaces.

An Andalusian doctor, writer, and musician, born in Córdoba in 950.

Al-Qattani was the personal doctor of Almanzor until the outbreak of the war which put an end to the caliphate of Córdoba. This conflict forced him to relocate to the Taifa of Zaragoza, where he continued practicing medicine and developing therapies which, years before, had been initiated by Abulcasis of Córdoba.

Al-Qattani wrote the *Book of the tree*, which details the treatment of dangerous diseases with epidermal symptoms. In this book, he explains how to treat wounds, inflammation, and sudden injuries, expanding upon the experiences described in the work of al-Razi and Galen.

The *Book of the tree* serves as a practical first aid manual, written in very educational language. Anyone without specialist knowledge can understand it and thus be able to prepare the most common and effective remedies.

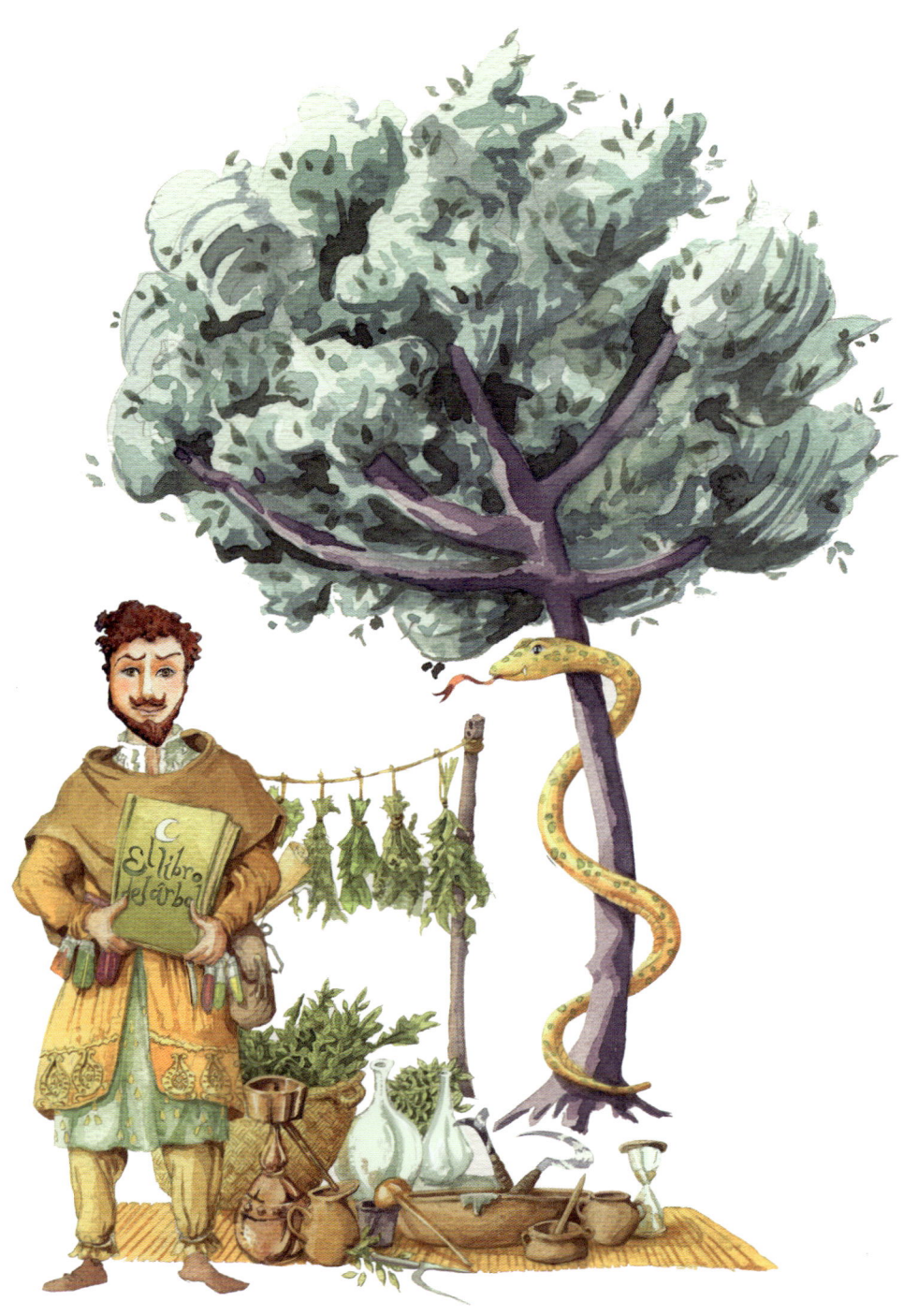

Ibn al-Wafid (Toledo, 998 - 1075)

Médico, patólogo, botánico, farmacólogo y agrónomo, nacido en Toledo en el año 998 donde era conocido, sobre todo, como farmacéutico. Usó los métodos disponibles en la alquimia para extraer, de varias plantas y hierbas, al menos 520 tipos diferentes de fármacos. Se trasladó a Córdoba, donde recibió las enseñanzas de Abu l-Qasim, médico de al-Hakam II, y regresó a Toledo para escribir un ensayo sobre medicina básica, titulado *El libro de la almohada*, que consiste en un manual terapéutico tan eficaz que muchas de sus terapias y fármacos se siguen recetando hoy en día. También escribió sobre agricultura, pues llegó a ser un experto hortelano, y fue diseñador del jardín botánico de Toledo, conocido como Huerta del Rey. Su obra se tradujo al latín y adquirió fama bajo el título *De Medicamentis simplicibus* de Abenguefit. Su alumno Ali ibn al-Lukuh fue el autor de un famoso diccionario botánico.

Falleció en el año 1075, en la misma ciudad que lo vio nacer.

A doctor, pathologist, botanist, pharmacologist, and agronomist, born in Toledo in the year 998, where he was most known for being a pharmacist. He used alchemist methods to extract at least 520 different types of drugs from various plants and herbs. He relocated to Córdoba, where he studied under Abu I-Qasim, the doctor of al-Hakam II, and then returned to Toledo to write an essay about basic medicine, entitled *The book of the pillow*, a therapeutic manual so effective that many of its therapies and drugs are still being prescribed today. He also wrote about agriculture and became an expert gardener, designing the botanical garden in Toledo known as The Garden of the King. His work was translated into Latin and achieved fame under the title *De Medicamentis simplicibus* de Abenguefit. His student Ali ibn al-Lukuh was the author of a famous botanical dictionary.

He died in the year 1075, in the same city where he had been born.

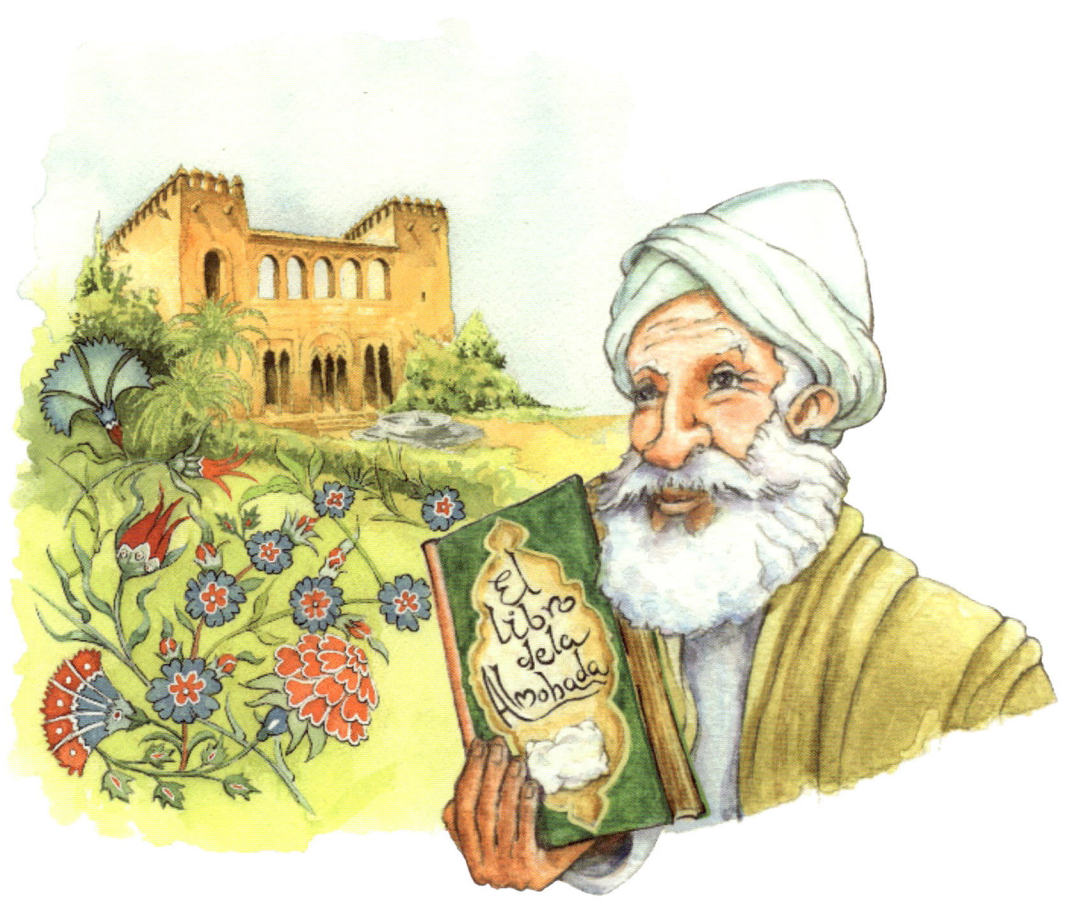

Al-Bakri (Saltés, Huelva, 1014 - Córdoba, 1094)

Primer botánico andalusí del que tenemos escasa información sobre su trayectoria intelectual. Sabemos que nació en Huelva, en el año 1014. Se trasladó a Córdoba, donde estudió con el geógrafo al-Udri y el historiador Ibn Hayyan. Además de dedicarse a la ciencia botánica, fue geógrafo e historiador.

Escribió una obra dedicada a la botánica, que lamentablemente ha desaparecido, pero sí se ha conservado su *Libro de carreteras y reinos* que consiste en una relación de todos los países conocidos en su época. Considerada la primera guía que describe la geografía, la historia, el clima y las costumbres de cada pueblo. Aunque vivió toda su vida sin salir de al-Andalus, escribió sobre Europa, el norte de África y la península arábiga, gracias a las informaciones que recopiló de distintos viajeros y comerciantes.

Su reconocimiento internacional ha hecho que un cráter en la Luna lleve su nombre. Falleció en Córdoba en 1094.

The first Andalusian botanist about whom we have limited information regarding his intellectual journey. We know that he was born in Huelva, in the year 1040. He moved to Córdoba, where he studied with the geographer al-Udri and the historian Ibn Hayyan. As well as studying botanical science, he was also a geographer and historian.

He wrote a book dedicated to botany, which has unfortunately been lost, but his *Book of roads and kingdoms*, about the relationship between all the known countries of the time, has survived. It was considered the first guide to explain geography, history, climate, and the customs of each nation. Although he lived his whole life without ever leaving al-Andalus, he wrote about Europe, North Africa, and the Arabian Peninsula, thanks to the information that he compiled from various travelers and merchants.

His international recognition led to a crater on the moon being named after him. He died in Córdoba in 1094.

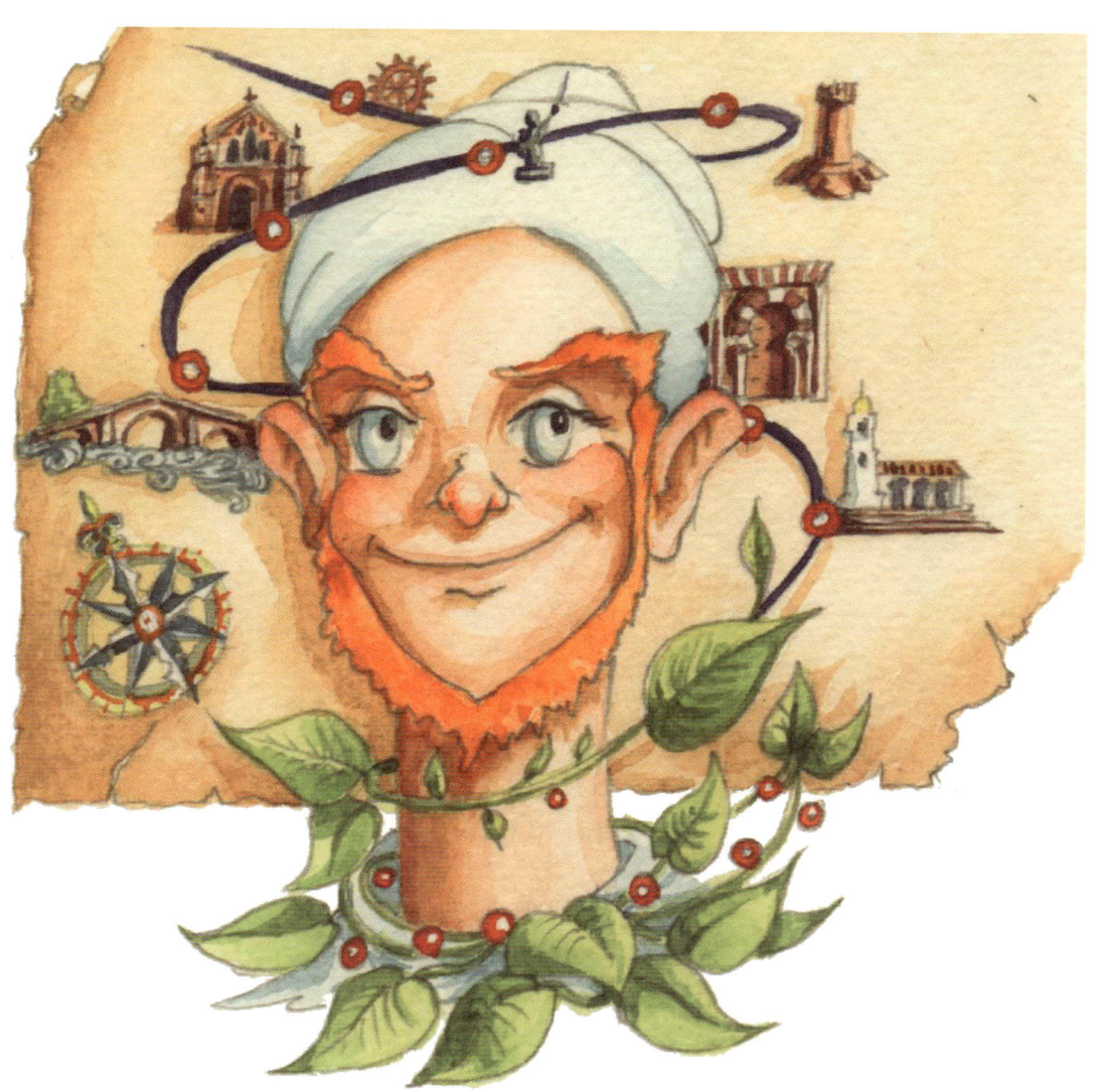

Abu l-Ala Zuhr (¿Denia? s. XI - Córdoba, 1131)

Se considera el eslabón entre las dos generaciones que comprenden una de las sagas familiares de médicos más importante de al-Andalus. Es el padre del famoso Avenzoar e hijo del médico y viajero Abd al-Malik, quien, aprovechando la peregrinación a La Meca, estudió medicina en Kairuán y en El Cairo. De esta manera, los conocimientos de Oriente llegaban hasta al-Andalus. Abu l-Ala Zuhr fue médico del rey poeta al-Mutamid en la corte de Sevilla y más tarde sería el consejero médico de los soberanos almorávides procedentes del norte de África. Esto le hizo cruzar el Estrecho de Gibraltar más de una vez, para atenderlos en cuestiones de salud. Entre las obras que escribió, una de ellas, actualmente perdida, tenía un elevado carácter práctico en el uso y aplicación de medicamentos simples. También escribió una obra titulada *Adohaly Abenzoar de regimine sanitatis liber*, publicado en Basilea en 1678, cuya autoría se atribuyó en principio a su nieto Abu Bakr, pero que al parecer es obra suya.

He is considered to be the link between two generations of one of the most important family lineages of al-Andalus. He is the father of the famous Avenzoar and the son of doctor and traveler Abd al-Malik, who, during his pilgrimage to Mecca, studied medicine in Kairouan and Cairo. It was thanks to this trip that knowledge from the East made its way to al-Andalus. Abu l-Ala Zuhr was the doctor of the poet-king al-Mu'tamid in the court of Seville, and later was the medical advisor to the Almoravid rulers from North Africa. This role required him to cross the Strait of Gibraltar multiple times to attend to their health matters. Amongst the books that he wrote, one of them, which is currently lost, was a highly practical guide to the use and application of simple medicines. He also wrote a book entitled *Adohaly Abenzoar de regimine sanitatis liber*, published in Basel in 1678, which was initially attributed to his grandson Abu Bakr, but actually appears to be his own work.

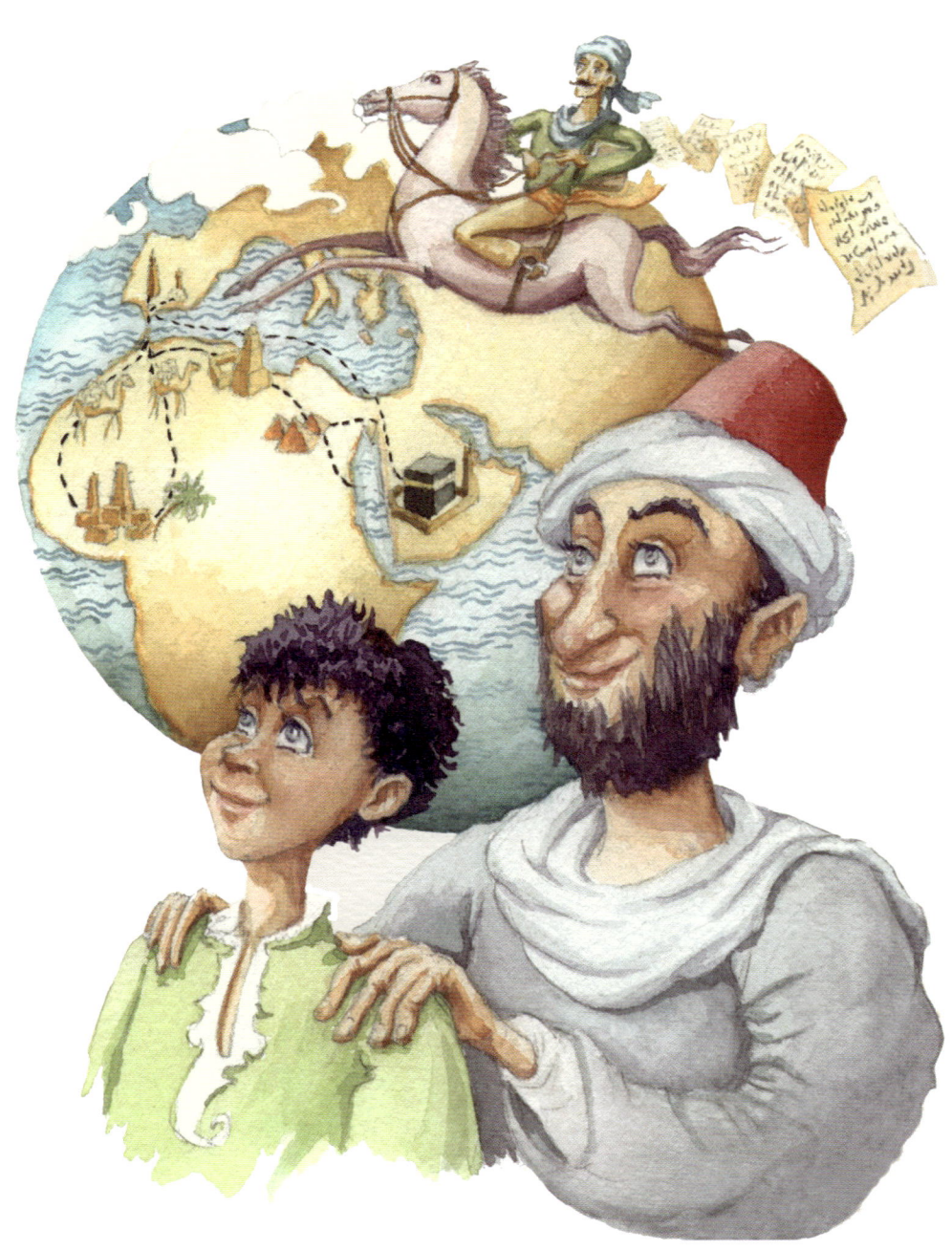

Ibn Zuhr, Avenzoar (Peñaflor, Sevilla, 1092 - Sevilla, 1161)

Ibn Zuhr perteneció a los Banū Zuhr, célebre saga familiar de médicos. Heredó la vocación de su padre. Sus dos hijos, su hija y su nieta también se dedicaron a la medicina. Es considerado el primer cirujano que probó sus teorías con un método experimental, utilizando animales en sus prácticas quirúrgicas, antes de aplicarlas en humanos.

Avenzoar realizó las primeras disecciones y autopsias post mortem. A partir de 1146 logró nuevos avances científicos, como la nutrición parenteral, consistente en suministrar la alimentación por una vena cuando la persona no puede recibir alimentos por la boca, utilizando agujas de plata. Usó nuevos métodos de disección, así como la anestesia. Autor del *Kitāb al-Aǧdiya* o *Libro de los Alimentos*, advierte que comer en exceso acorta la vida y se llega a convertir en el mayor veneno para el ser humano. Entre sus aportaciones originales destacan la práctica y uso de la traqueotomía. Fue el inventor del cateterismo esofágico. También descubrió el origen de la sarna y la causa de la pericarditis, hinchazón del tejido delgado que rodea el corazón. Hizo importantes aportaciones en neurología. Fue el primero en establecer los fundamentos científicos de la otitis, inflamación del oído por infección.

Ibn Zuhr belonged to the Banū Zuhr, a renowned family of doctors. He inherited the vocation from his father. His two sons, daughter, and granddaughter also became doctors. He is thought to be the first surgeon to test his theories experimentally, using animals in his surgical practices before applying them to humans.

It was Avenzoar who carried out the first dissections and postmortem autopsies. Beginning in 1146, he began to make new scientific advances, such as intravenous nutrition – the practice of providing food through a vein when a person is unable to eat through their mouth, using silver needles. He used new methods of dissection, as well as anesthesia. He authored the *Kitāb al-Aǧdiya* or *Book of foods*, which warns that overeating shortens one's lifespan and is the greatest poison to human beings. Amongst his original contributions, the practice and use of tracheotomy stand out. He invented esophageal catheterization, and also discovered the origin of scabies and the cause of pericarditis, inflammation of the thin tissue surrounding the heart. He made important contributions to neurology, as well as being the first to establish the scientific foundations of otitis, an ear inflammation caused by infection.

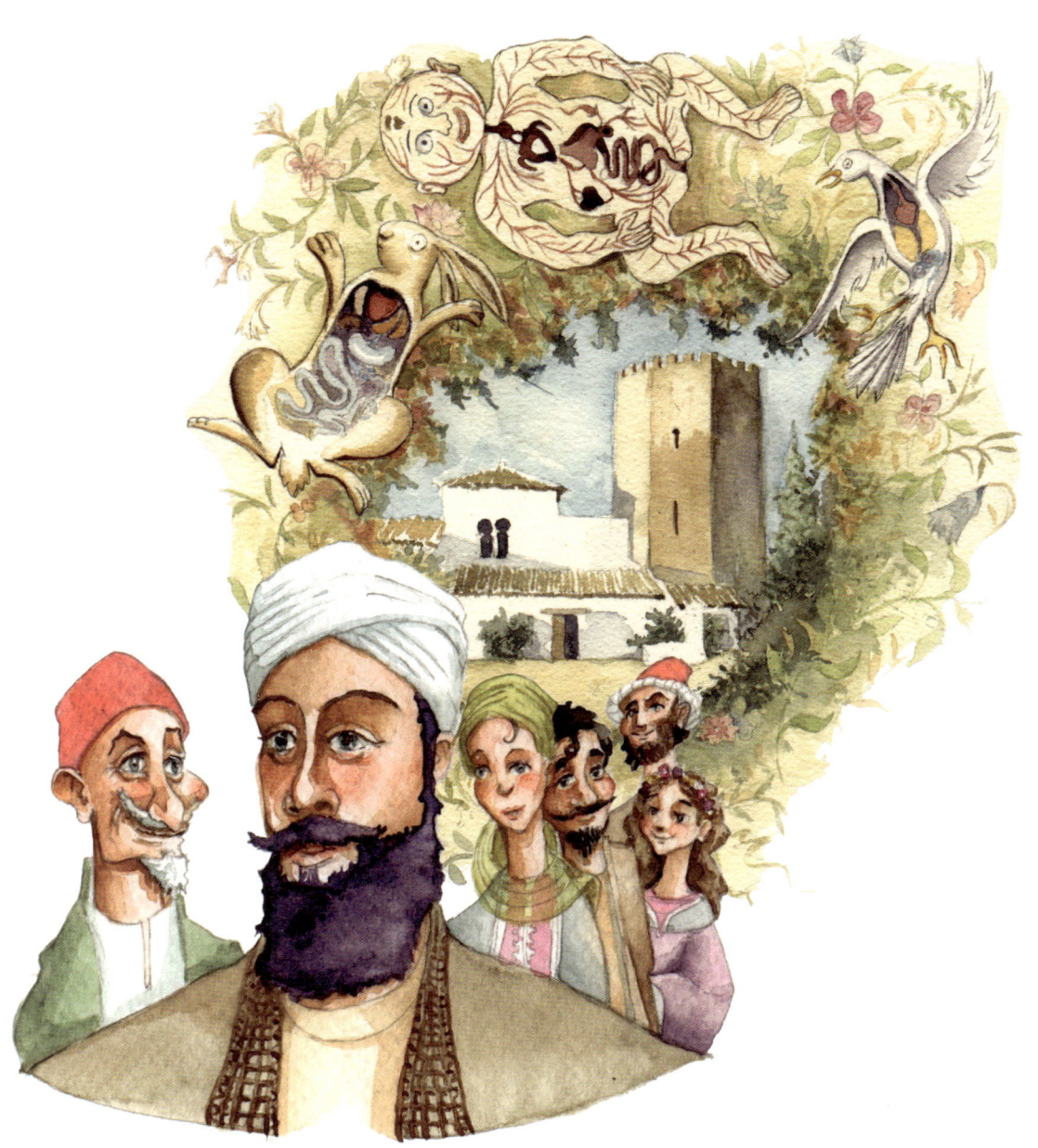

Avempace (Zaragoza, 1080 - Fez, 1139)

Nacido en la Taifa de Zaragoza, en el 1080, Avempace ejerció la medicina, destacó como filósofo y trazó el camino que, más tarde, siguieron Averroes y Maimónides. Además, se dedicó a la poesía y a la música. Sus estudios de astronomía fueron muy valorados, tanto en el mundo islámico como en la Europa del Renacimiento, llegando a influir en Galileo Galilei. A principios del siglo XXI, un cráter de la Luna fue bautizado con su nombre.

Avempace era también farmacólogo y botánico, ya que estas dos disciplinas estaban estrechamente ligadas a la medicina en las enseñanzas de al-Andalus. Pronto destacó como discípulo del célebre médico Abu Yafar de Sevilla. Practicó una medicina basada en las propiedades curativas de las plantas, por lo que fue un profundo conocedor de la botánica, planteando la posibilidad de la sexualidad vegetal. El libro de Avempace *Experiencias sobre drogas* intenta clasificar las plantas desde su utilidad farmacológica. Este libro está basado en el trabajo de Ibn al-Wafid, médico y predecesor de Avempace, y se dice que influyó en el trabajo posterior de Ibn al-Baitar, famoso farmacólogo y botánico andalusí. Avempace murió en Fez, en el año 1139.

Born in the Taifa of Zaragoza in 1080, Avempace practiced medicine, excelled as a philosopher, and paved the path in which Averroes and Maimónides would later follow. He also dedicated himself to poetry and music. His studies of astronomy were highly valued, both in the Islamic world as well as Renaissance Europe, even ending up influencing Galileo Galilei. At the start of the 21st century, a crater on the moon was named after him.

Avempace was also a pharmacologist and botanist, given that these two disciplines were closely linked to medicine in al-Andalus teaching. He soon gained recognition as the student of the renowned doctor Abu Jafar of Seville. He practiced a medicine that was based on the curative properties of plants, making him a profoundly knowledgeable botanist who even explored the concept of plant sexuality. Avempace's book *Experiences with drugs* seeks to classify plants according to their pharmaceutical utility. This book is based on the work of Ibn al-Wafid, a doctor and predecessor of Avempace, and it is thought to have influenced the later work of Ibn al-Baitar, the famous Andalusian pharmacologist and botanist. Avempace died in Fez in the year 1139.

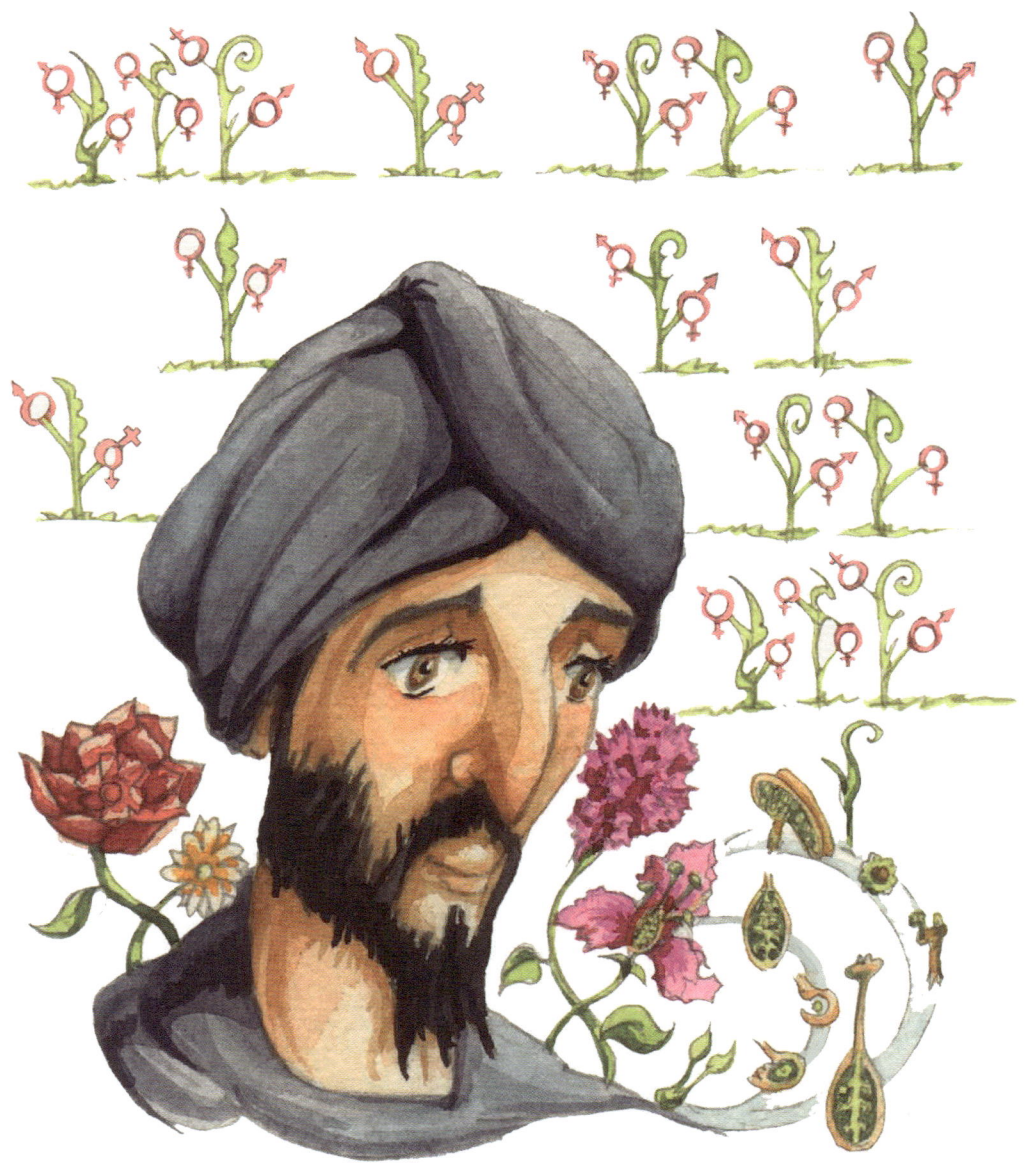

Abu l-Jayr al-Isbili (Finales del s. XI - primeros del s. XII)

Hay pocos datos sobre la vida de Abul-Jayr al-Isbili, pues es poco citado en fuentes bibliográficas. Sí se sabe su apodo, pues era conocido como al-Sayyar (el arboricultor). Al llevar en su nombre la ascendencia al-Isbili se entiende que era sevillano. Su vida transcurre en la Sevilla del rey poeta al-Mutamid (1069-1091) y coincidiría con el prestigioso agrónomo Ibn Bassal en la Huerta del Rey.

Debió ser un autor importante, pues se le menciona en muchas obras posteriores. Sólo en el libro *Kitab al-Filaha* es citado en más de ciento noventa ocasiones. Posible autor del libro titulado *El Sostén del médico para el conocimiento de las plantas*, utilizable por toda persona inteligente, auténtica enciclopedia con una valiosísima información etnobotánica, farmacológica y lingüística, al incluir los nombres vulgares de las plantas. Esta obra es uno de los primeros intentos de clasificación de las plantas agrupadas en géneros, especies y variedades. Durante el Medievo, los libros más importantes de farmacopea botánica islámica se escribieron en al-Andalus y el Magreb.

There is little information about the life of Abul-Jayr al-Isbili, as he is rarely cited in bibliographical sources. We do however know his nickname, as he was referred to as al-Sayyar (the arboriculturist). Given that his surname was al-Isbili, he is believed to have been from Seville. He lived during the reign of the poet-king Mutamid (1069-1091) and may have crossed paths with the prestigious agronomist Ibn Bassal in the Garden of the King.

He appears to have been an important author, as he is mentioned in many later works. He is cited over one hundred and ninety times in the book *Kitab al-Filaha* alone. He is the possible author of *The Doctor's support for knowledge of plants*. This is an authentic encyclopedia of invaluable ethnobotanical, pharmacological, and linguistic information, including common plant names, which could be used by any intelligent person. This work is one of the first attempts at classifying plants into genders, species, and varieties. During the Middle Ages, some of the most important books on Islamic botanical pharmacopeia were written in al-Andalus and the Maghreb.

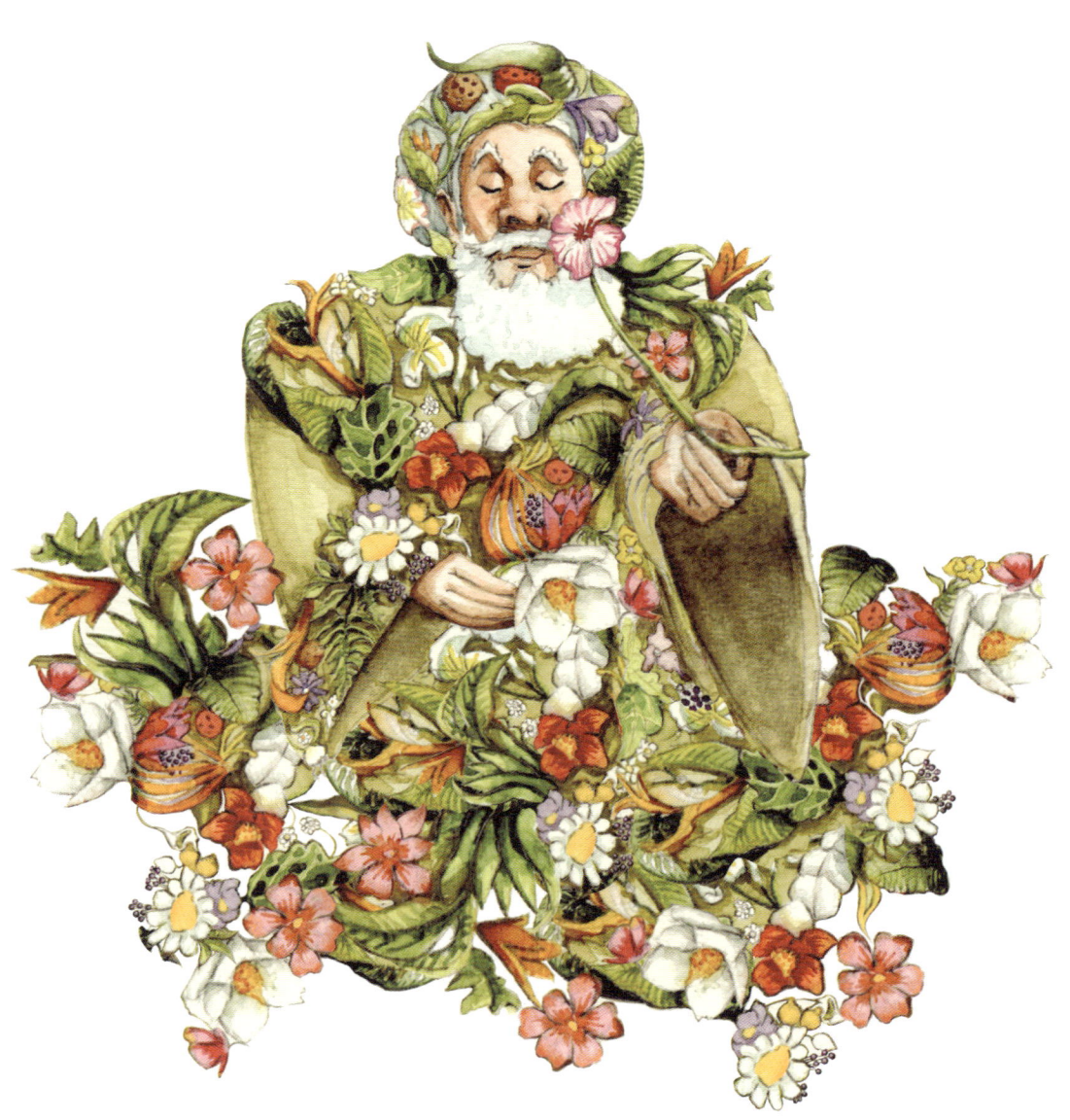

Ibn Tufayl (Tíjola, Almería, 1110 - Marrakech, 1185)

Médico, filósofo, matemático y poeta, que fue discípulo de Avempace. Gozó de gran popularidad más allá de las fronteras de al-Andalus. Llegó a ser médico personal del sultán almohade Abu Yaqub Yusuf y, probablemente también, visir o primer ministro. Ibn Tufayl presentó a la corte almohade al famoso filósofo Averroes y le animó a divulgar, de forma clara y concisa, la filosofía de Aristóteles. Muchos filósofos, escritores, médicos y astrónomos islámicos han sido influenciados por Ibn Tufayl y su obra. Su dedicación a la astronomía fue históricamente decisiva, ya que cuestionó las ideas ptolemaicas sobre un universo geocéntrico. Este posicionamiento en la historia de la ciencia se conoce como «Revuelta Andaluza». Ibn Tufayl escribió un romance filosófico, alegórico, inspirado en el avicenismo y el sufismo titulado *Hayy ibn Yaqzan* traducido al latín como *Philosophus Autodidactus* (*El filósofo autodidacta*), que cuenta la historia de un niño salvaje autodidacta. Este libro tendrá una gran influencia sobre el concepto de educación y se convertirá en antecedente de la revolución científica en la Europa del siglo XVII y XVIII.

A doctor, philosopher, mathematician, and poet, as well as a student of Avempace. He enjoyed great popularity beyond the borders of al-Andalus. He became the personal doctor of the Almohad sultan Abu Yaqub Yusuf and likely also served as a vizier or prime minister. Ibn Tufayl introduced the famous philosopher Averroes to the Almohad court and encouraged him to share the philosophy of Aristotle in a clear and concise manner. Many Islamic philosophers, writers, doctors, and astronomers have been influenced by Ibn Tufayl and his work. His dedication to astronomy was historically significant, as it questioned the Ptolemaic ideas about a geocentric universe. This positioning in the history of science is known as the «Andalusian Revolt». Ibn Tufayl wrote a philosophical allegorical romance inspired by Avicennism and Sufism, titled *Hayy ibn Yaqzan*, translated into Latin as *Philosophus Autodidactus* (*The Self-Taught Philosopher*), which tells the story of a self-taught feral child. This book will later have great influence on the concept of education, becoming a precursor to the scientific revolution in 17th and 18th century Europe.

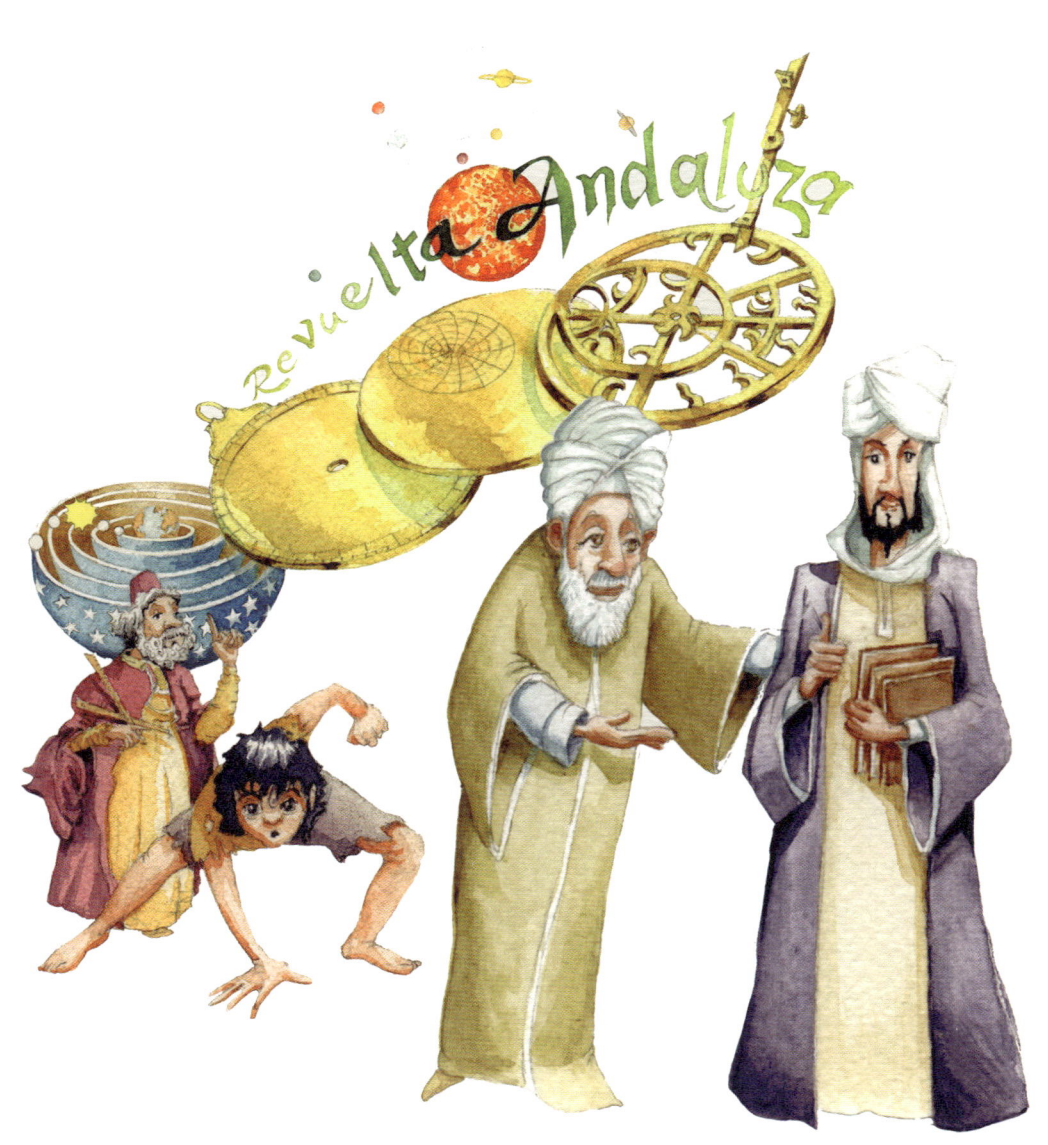

Revuelta Andaluza

Ibn Buqlaris (Zaragoza, s. XI - al-Andalus, s.XII)

Botánico y médico judío-sefardí, nacido en Zaragoza en el año 1106. Autor del libro *Kitab al-Mustaini*, que está dedicado al soberano de la Taifa de Zaragoza Ahmed al-Mustain II, al que prestó sus servicios de 1085 a 1110. Escribió un tratado de farmacología sobre los medicamentos simples, en el que figuran numerosas especies medicinales en varios idiomas: griego, árabe, persa, siriaco, bereber y aljamiado, por lo que este libro guarda también un alto interés filológico, incluyendo gran cantidad de nombres comunes de plantas, que eran nombradas tradicionalmente con expresiones metafóricas.

También escribió Epístola de la explicación y la reglamentación, una clasificación jerárquica sobre los alimentos basada en las teorías de Galeno. Este autor clásico hacía referencia a las cuatro facultades existentes en la totalidad de los órganos del cuerpo humano: la fuerza aprehensiva, la fuerza retentiva, la fuerza digestiva y la fuerza expulsiva.

Jewish-Sephardic botanist and doctor, born in Zaragoza in the year 1106. Author of the book *Kitab al-Mustaini*, dedicated to the sovereign of the Taifa of Zaragoza Ahmed al-Mustain II, to whom he lent his services from 1085 to 1110. He wrote a pharmacological treatise about simple medicines, in which numerous medicinal species are described in various languages: Greek, Arabic, Persian, Syrian, Berber, and Aljamiado. This book is therefore of significant philosophical interest, as it contains many common plant names which had traditionally been named metaphorically.

He also wrote Epistle of explanation and regulation, a hierarchical classification of food based on the theories of Galen. This classical author referred to the four faculties that are present in all organs of the human body: the apprehensive force, the retentive force, the digestive force, and the expulsive force.

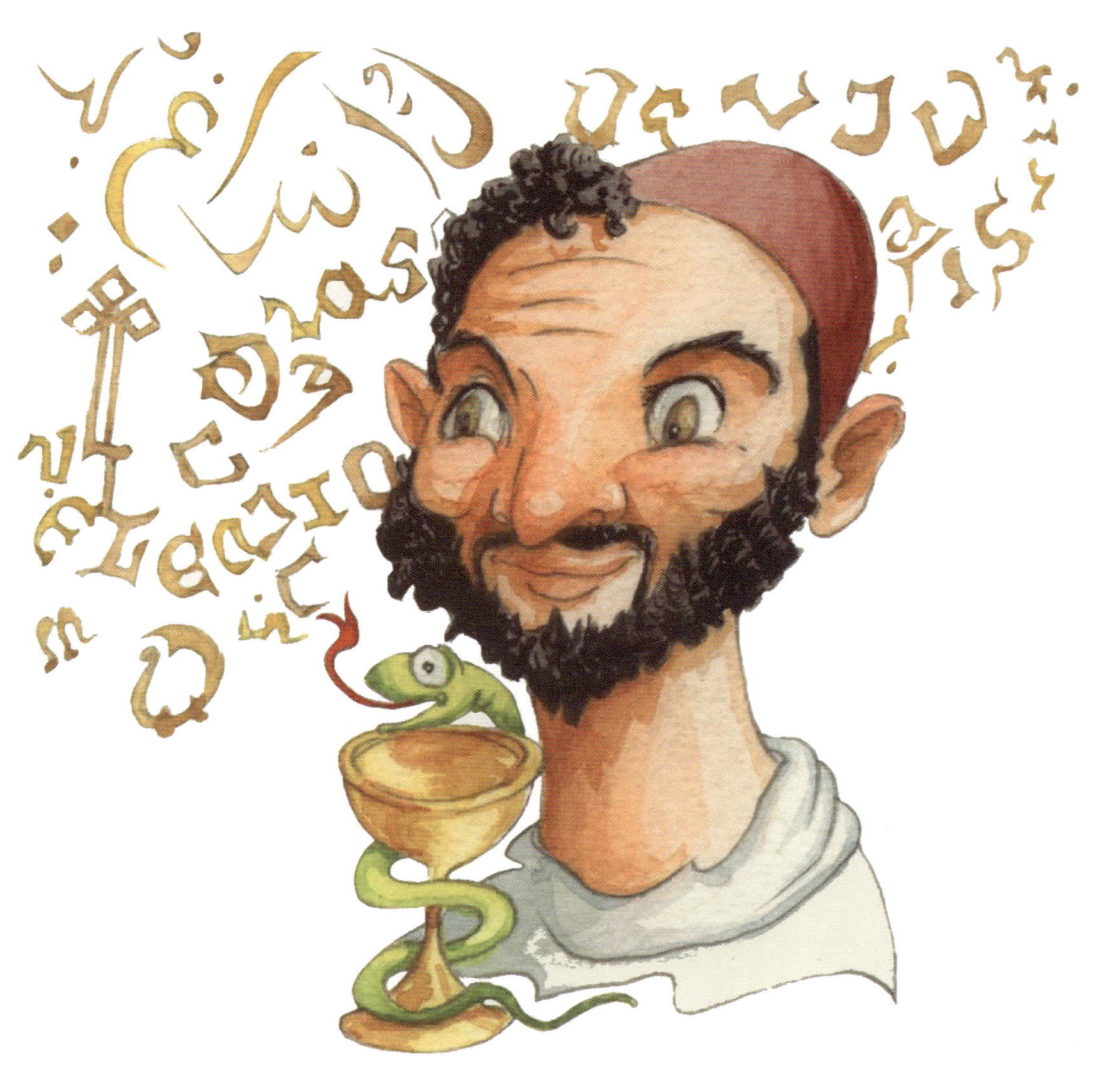

Juda ben Saul ibn Tibbón
(Granada, 1120 - Marsella, 1190)

Traductor judío, médico, filósofo y poeta, nacido en Granada en el año 1120. Destacó, sobre todo, como médico nutricionista, con interesantes consejos que animaban a seguir estrictas dietas para evitar la enfermedad a causa de comidas desordenadas y copiosas.

El testamento ético de Juda muestra una reflexión sobre el alma humana y la relación del autor con su hijo Samuel, también traductor y experto en diversas materias. Sugiere a su hijo que use la escritura árabe, dado que le puede abrir muchas puertas. Le aconseja que sea un hombre moral y que estudie la Torá, así como ciencias clásicas, incluyendo la medicina. Con respecto a la práctica médica, le recomienda que observe las rigurosas leyes dietéticas anteriormente mencionadas y que no transmita desconfianza como médico.

Falleció en el año 1190 en su exilio de Marsella, posiblemente huyendo de la intolerancia almohade que se había impuesto en al-Andalus durante esos años.

A Jewish translator, doctor, philosopher, and poet, born in Granada in the year 1120. He excelled as a nutritional doctor, giving interesting advice which encouraged the following of strict diets to prevent illness caused by disordered and binge eating.

Juda's ethical screed is a reflection on the human soul and his relationship with his son Samuel, who was also a translator and expert in various fields. He suggests to his son to use Arabic writing, given that it could open many doors. He advises him to be a moral man and to study the Torah, as well as classical sciences, including medicine. With respect to practicing medicine, he recommends observing the previously mentioned rigorous dietary rules and to convey trust as a doctor.

He died in the year 1190 in exile in Marseille, possibly fleeing the Almohad intolerance that had prevailed in al-Andalus during those years.

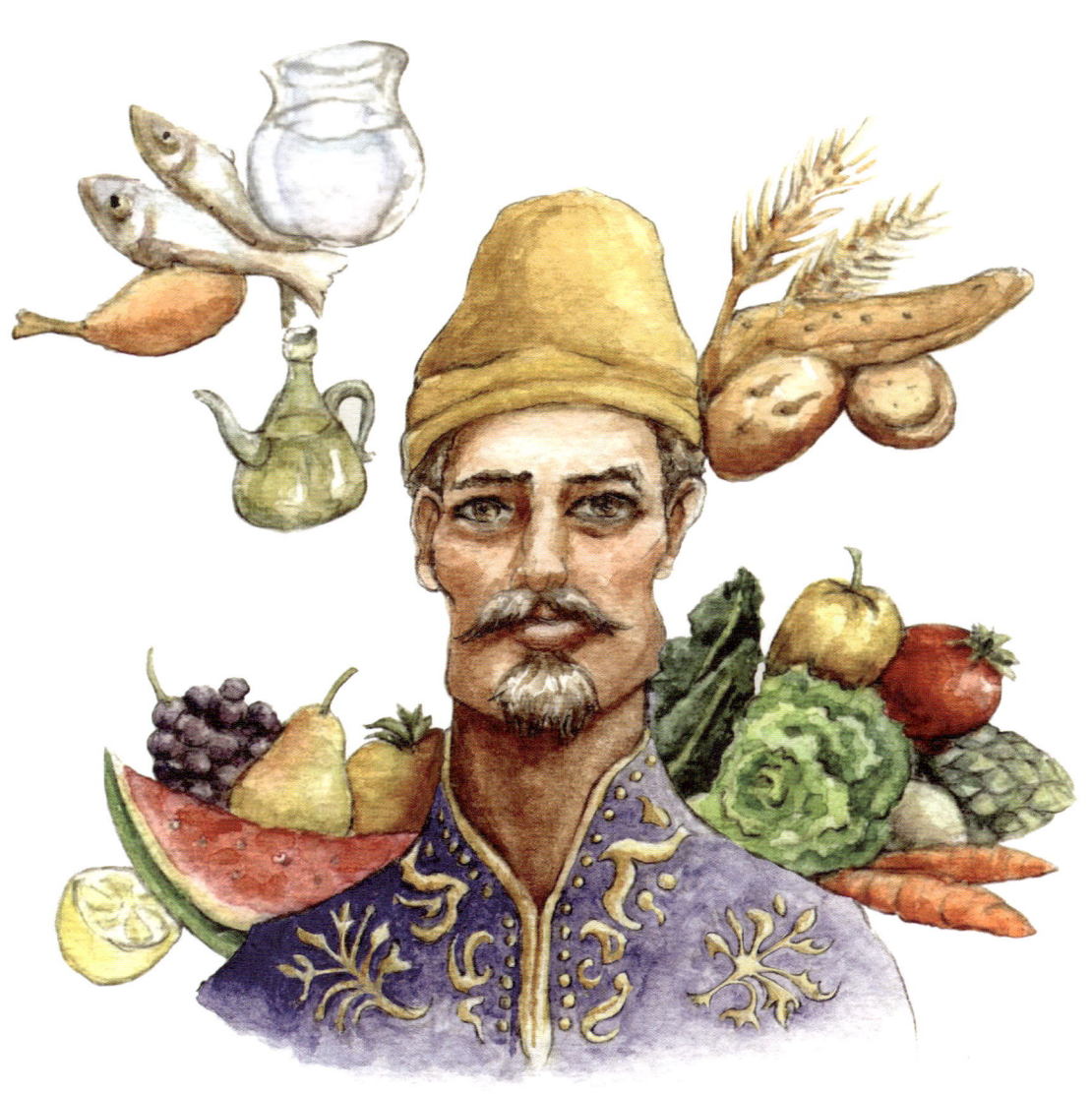

Averroes (Córdoba, 1126 - Marrakech, 1198)

Fue el filósofo y médico andalusí más reconocido en todo el mundo. Autor de más de cien libros, inspirados en su mayoría por la obra de Aristóteles, siendo considerado en el occidente europeo «el padre del racionalismo». Ibn Rushd (su nombre en árabe) también ejerció como juez superior en Sevilla y Córdoba y como médico de la corte del califa almohade Abu Yaqub Yusuf. En el campo de la medicina fue instruido por Abu Yafar y por Abu Marwan. Fue nombrado médico principal de cámara y cadí de Córdoba. En su libro *Armonía entre la ciencia y la religión* reflexiona sobre la ciencia fundada en la lógica aristotélica, la sabiduría científica y la revelación. Asimismo, fue autor de la enciclopedia médica El *Kitab al Kulliyyat fi l-tibb* (*Libro de las generalidades de la medicina*). Está dividido en siete partes: Primera, Anatomía; segunda, Fisiología, que trata del funcionamiento normal del cuerpo y de cada uno de sus miembros; tercera, Patología, en la que describe las enfermedades; cuarta, Semiótica, donde analiza los diversos síntomas; quinta, Terapéutica o arte de curar; sexta, Higiene necesaria para la salud y séptima, Medicación, que describe los diversos tratamientos para combatir las enfermedades y restaurar la salud. Averroes fue el primero en diagnosticar la enfermedad de Parkinson, y descubrió las propiedades de los fotorreceptores en la retina.

He was the most world-renowned Andalusian philosopher and doctor. He authored more than one hundred books, most of them inspired by the work of Aristotle, earning him the title of «the father of rationalism» in Western Europe. Ibn Rushd (his Arabic name) also served as a superior judge in Seville and Córdoba and as a doctor in the court of the Almohad caliph Abu Yaqub Yusuf. He was educated in the field of medicine by Abu Yafar and Abu Marwan. He was appointed as the chief chamber doctor and judge in Córdoba. In his book *Harmony between science and religion*, he reflects on science founded on Aristotelian logic, scientific wisdom, and revelation. He was also the author of the medical encyclopedia *Kitab al Kulliyyat fi l-tibb* (*The Book of the generalities of medicine*). This book is divided into seven parts: first-Anatomy; second-Physiology (which is about the normal function of the different parts of the human body); third-Pathology (which describes illnesses); fourth-Semiotics (which analyzes different symptoms); fifth-Therapeutics (or the art of curing); sixth-Hygiene necessary for health; and seventh-Medication (which describes the different treatments to combat illnesses and restore health). Averroes was the first to diagnose Parkinson's disease, and also discovered the properties of photoreceptors in the retina.

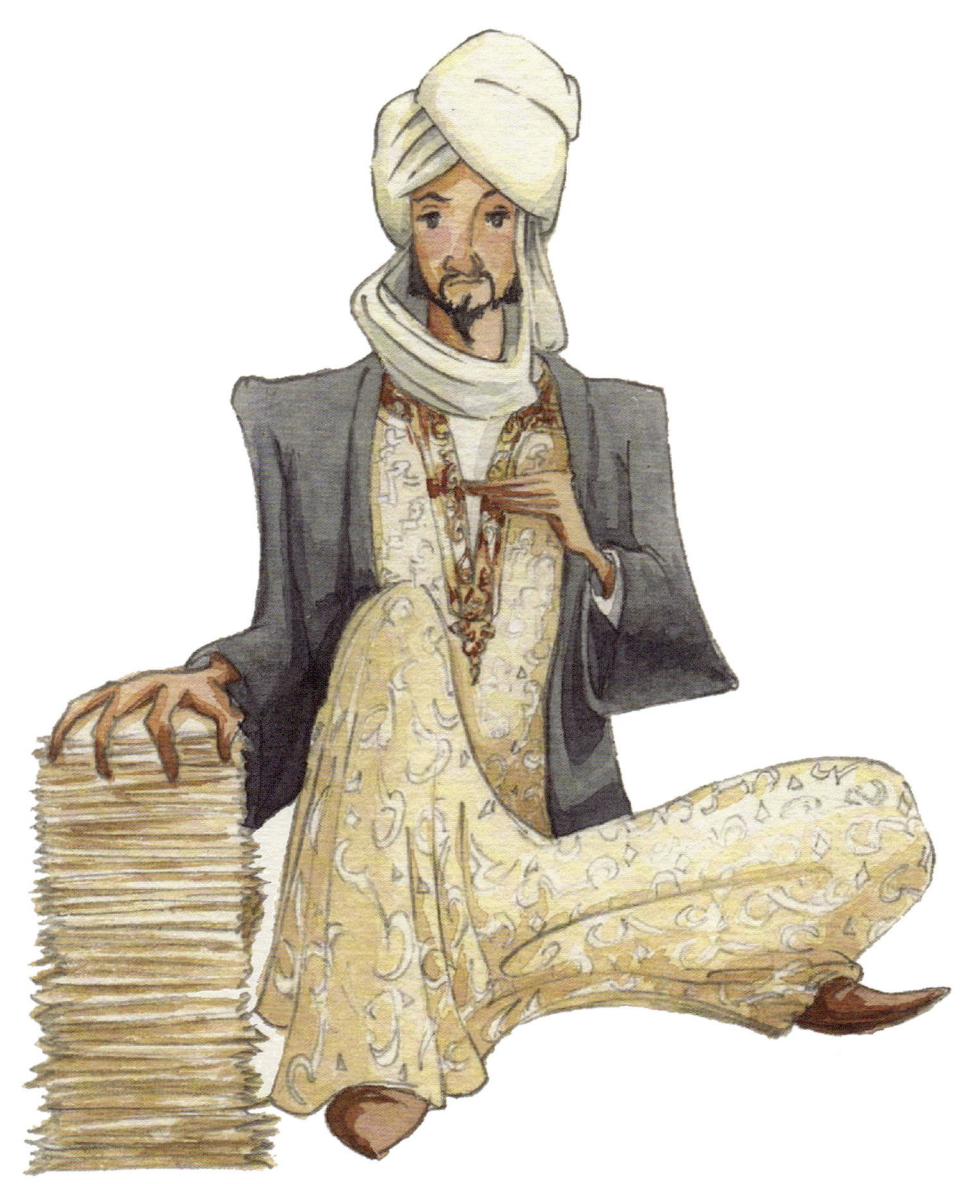

Maimónides (Córdoba 1138 - El Cairo 1204)

Es reconocido como uno de los principales filósofos y pensadores rabínicos en la historia del judaísmo. Médico, rabino y teólogo judío-sefardí. Discípulo de Averroes, fue muy aclamado por su conocimiento de la ciencia médica y por las terapias que había aprendido en Córdoba y en Fez. Trabajó como rabino, médico y filósofo en Marruecos y se trasladó a la Tierra Santa de los judíos, y posteriormente a Egipto. Sus éxitos en medicina lo llevaron a convertirse en médico personal del gran visir de Egipto Al-Qadi al-Fadil y, más tarde, del sultán Saladino.

En sus obras médicas, Maimónides describe enfermedades como el asma, la diabetes, la hepatitis, o la neumonía. También analiza la rabia y la intoxicación con belladona. Reflexiona sobre los trastornos neuropsiquiátricos y recomienda la moderación en la alimentación y un estilo de vida saludable. Fue un gran defensor de la medicina naturista. Sus tratados han tenido gran influencia en varias generaciones de médicos. Una de sus obras médicas más importantes es *Guía para la buena salud*, que escribió en árabe para al-Afdal, hijo de Saladino, que sufría de depresión.

Falleció en El Cairo en el año 1204 y, años después, fue enterrado en Tiberíades, en la orilla occidental del mar de Galilea.

He is recognized as one of the leading philosophers and rabbinical thinkers in Jewish history. He was a Sephardic-Jewish doctor, rabbi, and theologian. As a student of Averroes, he was highly acclaimed for his knowledge of medical science and therapies that he had gained in Córdoba and Fez. He worked as a rabbi, doctor, and philosopher in Morocco before moving to the Jewish Homeland and then Egypt. His successes in medicine led to him becoming the personal doctor of the grand vizier of Egypt, Al-Qadi al-Fadil, and later the sultan Saladino.

In his medical works, Maimónides describes illnesses such as asthma, diabetes, hepatitis, and pneumonia. He also analyzes rabies and belladonna poisoning. He reflects on neuropsychiatric disorders and recommends a diet of moderation and a healthy lifestyle. He was a great defender of natural medicine. His treatises have had a great influence on multiple generations of doctors. One of his most important medical works is the *Guide for good health*, which he wrote in Arabic for al-Afdal, the son of Saladino, who suffered from depression.

He died in Cairo in the year 1204 and years later was buried in Tiberias, on the western shore of the Sea of Galilee.

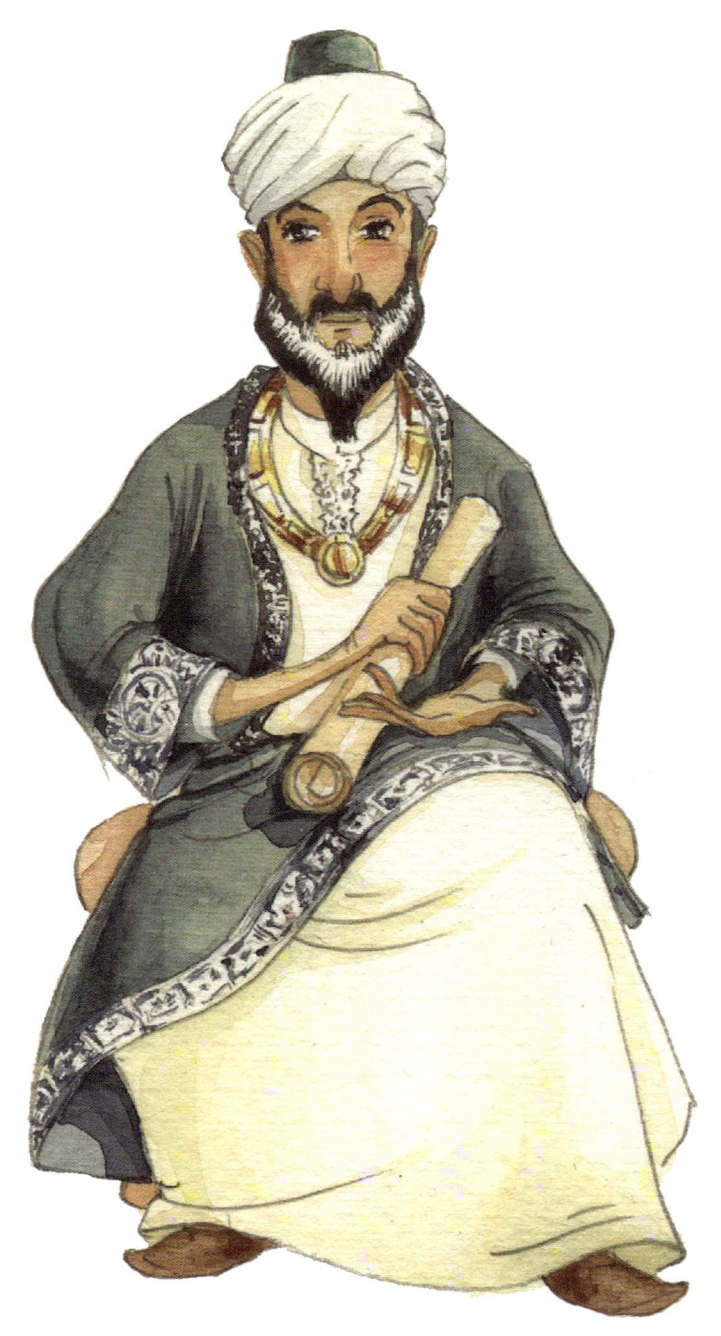

Umm Amr bint Marwan ibn Zuhr
(Peñaflor, Sevilla, s. XII - Sevilla, 1185)

Nacida en Peñaflor y perteneciente a una ilustre familia de médicos andalusíes, Umm Amr era hermana del famoso cirujano Abu Bakr Ibn Zuhr. Destacó en medicina por su habilidad para los tratamientos y fue muy valorada por los emires almohades, que le pedían consejo médico para sus mujeres y, al mismo tiempo, tratamientos médicos para los hombres. Esta práctica no era habitual en la época, ya que las mujeres médicas solo atendían a personas de su mismo género. Esta circunstancia muestra el gran prestigio que tenía en la corte.

También fue admirada como profesora en medicina, transmitiendo su sabiduría tanto a hombres como a mujeres, incluyendo a su propia hija, que se especializó en el cuidado de las embarazadas. Era muy frecuente que los conocimientos en medicina se trasmitieran de padres a hijos, siendo este el caso de la familia Banu Zuhr en la que varios hijos e hijas se dedicaron a la ciencia médica. La enseñanza de Medicina en al-Andalus era tanto teórica como práctica, tomaba como referencia las propias tradiciones andalusíes y los conocimientos heredados de la medicina antigua, tanto árabe como clásica.

Born in Peñaflor and belonging to an illustrious family of Andalusian doctors, Umm Amr was the sister of the famous surgeon Bakr Ibn Zuhr. She excelled in medicine due to her skills in treatments and was held in high esteem by the Almohad emirs, who sought her medical advice for their wives and medical treatments for their male subjects. This practice was unusual for the time, as female doctors normally only treated patients of their own gender. This situation demonstrates the great prestige that she held at the court.

She was also admired as a professor of medicine, passing on her knowledge to both men and women, including her own daughter, who specialized in caring for pregnant women. Medical knowledge was frequently passed down from parents to their children, and this was the case in the Banu Zuhr family, with many of the sons and daughters ending up dedicating themselves to medical science. Medical education in al-Andalus was as much about theory as it was about practice, drawing on Andalusian traditions and inherited knowledge from both Arab and classical medicine.

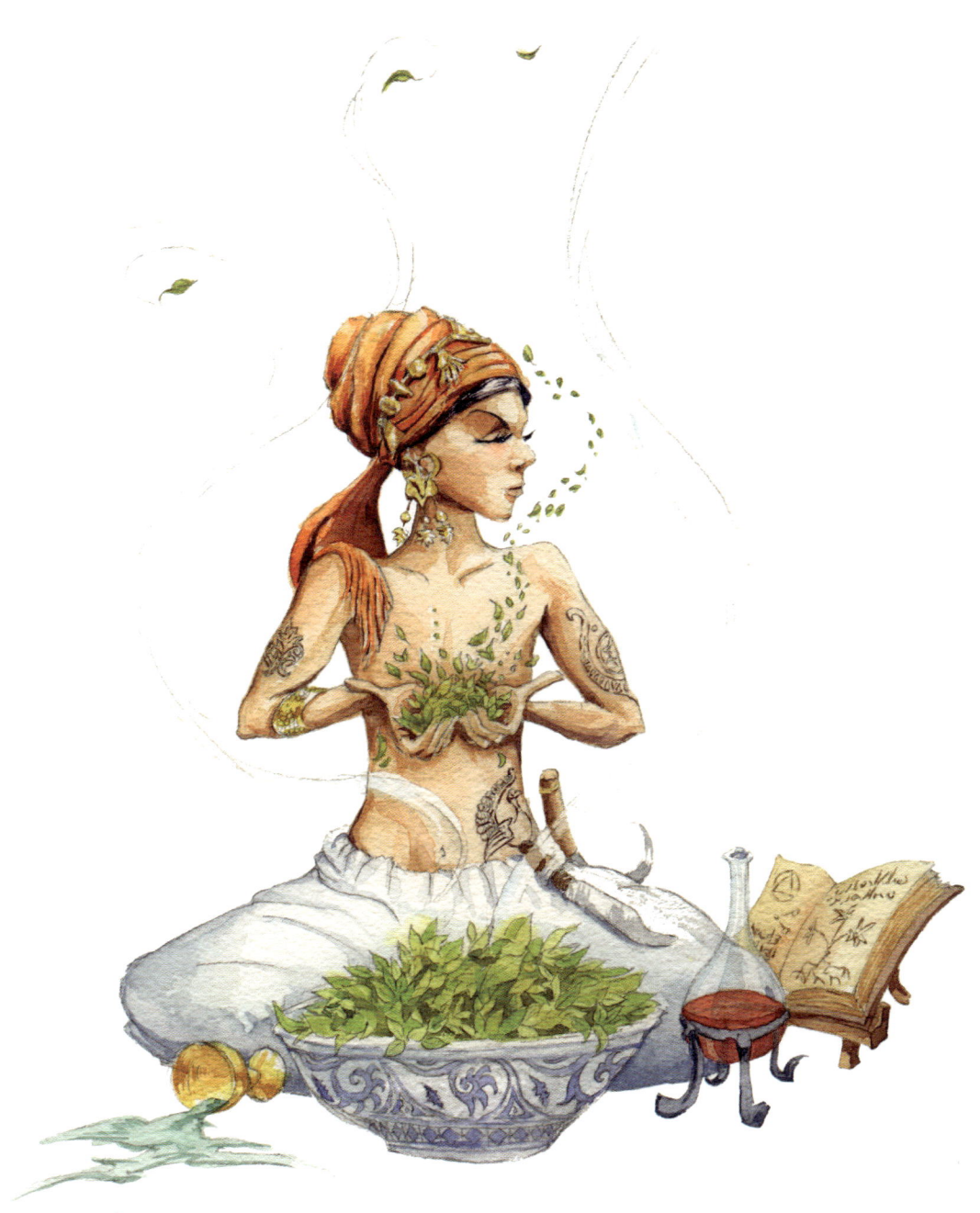

Ibn Tumlus (Alcira, Valencia, 1164 - ?, 1223)

Fue considerado uno de los más prestigiosos filósofos y médicos del periodo almohade. Nació en Alcira, Taifa de Valencia, en el año 1164. Realizó sus primeros estudios en Granada y, más tarde, continuó su formación en Valencia.

Discípulo del maestro Averroes en el campo de la lógica, mantuvo la tradición del pensamiento aristotélico medieval. También aprendió medicina con el sabio cordobés, convirtiéndose en médico de cámara del califa almohade al-Nasir, antes incluso que su maestro. Siempre procuró ocultar su relación con Averroes, por temor a los alfaquíes almohades, que lo tachaban de heterodoxo.

Se distinguió como higienista, farmacólogo y clínico. También destacó como defensor de las causas sociales. Falleció en el año 1223.

He was considered one of the most prestigious philosophers and doctors of the Almohad period. He was born in Alcira, in the Taifa of Valencia, in the year 1164. He began his studies in Granada, and later continued his training in Valencia.

As a student of Averroes in the field of logic, he upheld the tradition of medieval Aristotelian thought. He also learned medicine from the Cordovan scholar and became the personal doctor of the Almohad caliph al-Nasir even before his mentor. He always tried to hide his association with Averroes for fear of criticism from the Almohad alfaquis, who regarded him as heterodox.

He was a distinguished hygienist, pharmacologist, and clinician. He also stands out as a defender of social causes. He died in the year 1223.

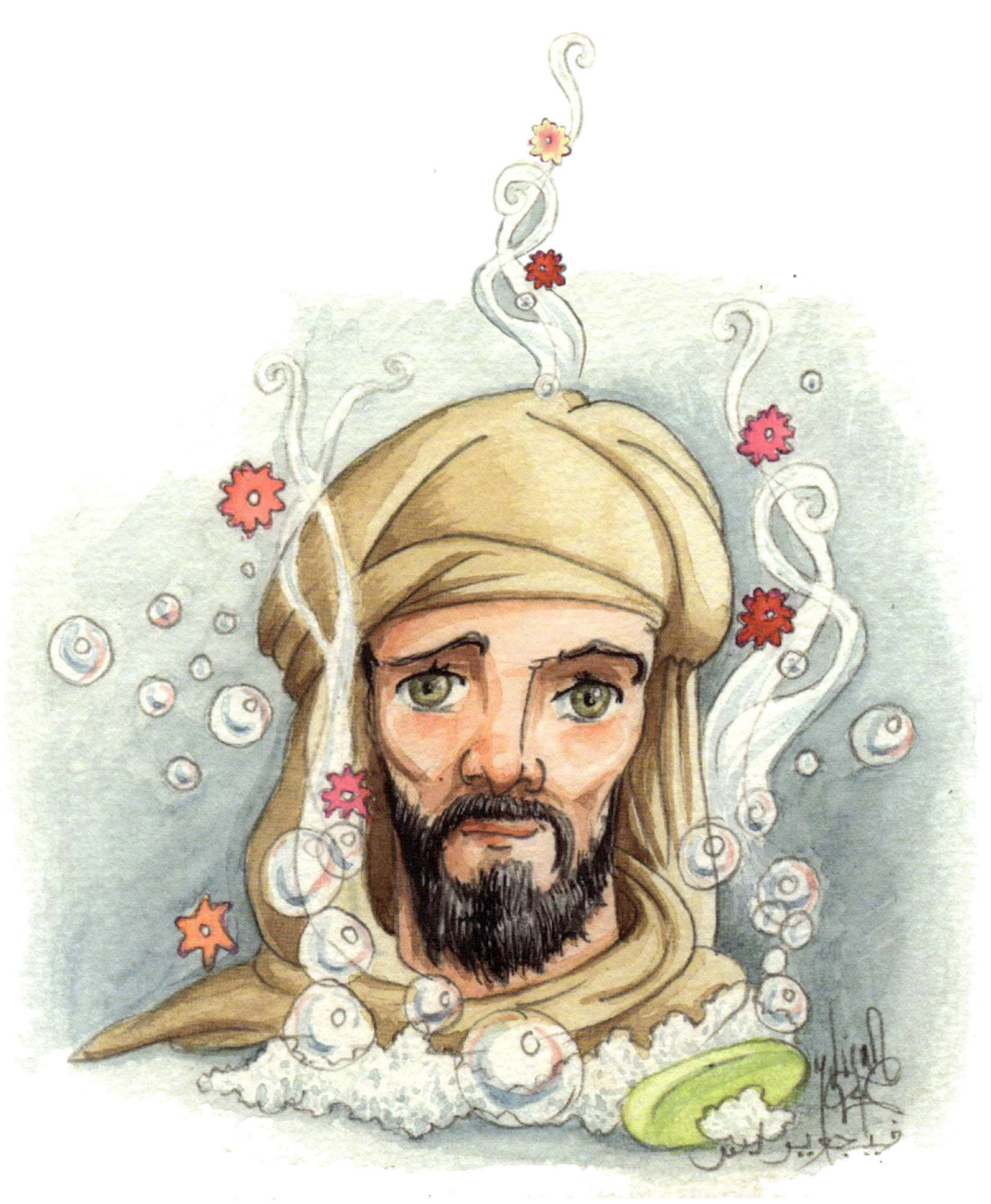

Abu al-Abbas al-Nabati (Sevilla, 1166 - 1239)

Botánico, farmacéutico y teólogo andalusí, nacido en Sevilla en el año 1166. Fue uno de los primeros investigadores que desarrolló el método científico en el campo de la medicina, distinguiendo entre informes verificados y no verificados. Enseñó la ciencia médica a su colega botánico Ibn al-Baytar, lo que favoreció el desarrollo de la farmacología.

Tras largos viajes por el mundo, abrió en su ciudad natal una farmacia y escribió el libro titulado *Viaje botánico*, que trata sobre las diversas especies de plantas y hierbas que observó y estudió durante sus viajes alrededor del mundo. En el siglo XIII publicó varios libros y diccionarios sobre el uso de las plantas medicinales. Describió cada especie de planta, con las partes que eran utilizadas para cada remedio, y narró con detalle los procedimientos de preparación de estos medicamentos.

También escribió un comentario sobre el libro del griego Dioscórides, *De materia medica*. La intención de Nabati era reunir, en un mismo volumen, la investigación de Dioscórides y de Ibn Yulyul. Además, incluye las tradiciones anteriores y su propio estudio sobre las plantas de la península ibérica.

An Andalusian botanist, pharmacist and theologist, he was born in Seville in the year 1166. He was one of the first researchers who developed the scientific method in the field of medicine, distinguishing between verified and unverified reports. His teaching of medical science to his botanist colleague Ibn al-Baytar contributed to the development of pharmacology.

After extensive travels throughout the world, he opened up a pharmacy in his native city and wrote a book titled *Botanical voyage*, about the diverse species of plants and animals that he observed and studied during his travels. In the 13th century, he published multiple books and dictionaries about the use of medicinal plants. He described each species of plant and which parts of them were to be used for each remedy, as well as explaining in detail the procedures for preparing these medicines.

He also wrote a commentary on the Greek Dioscorides' book, *De materia medica*. Nabati's intention was to compile the research of Dioscorides and Ibn Yulyul into a single volume, including earlier traditions and his own study of Iberian Peninsula

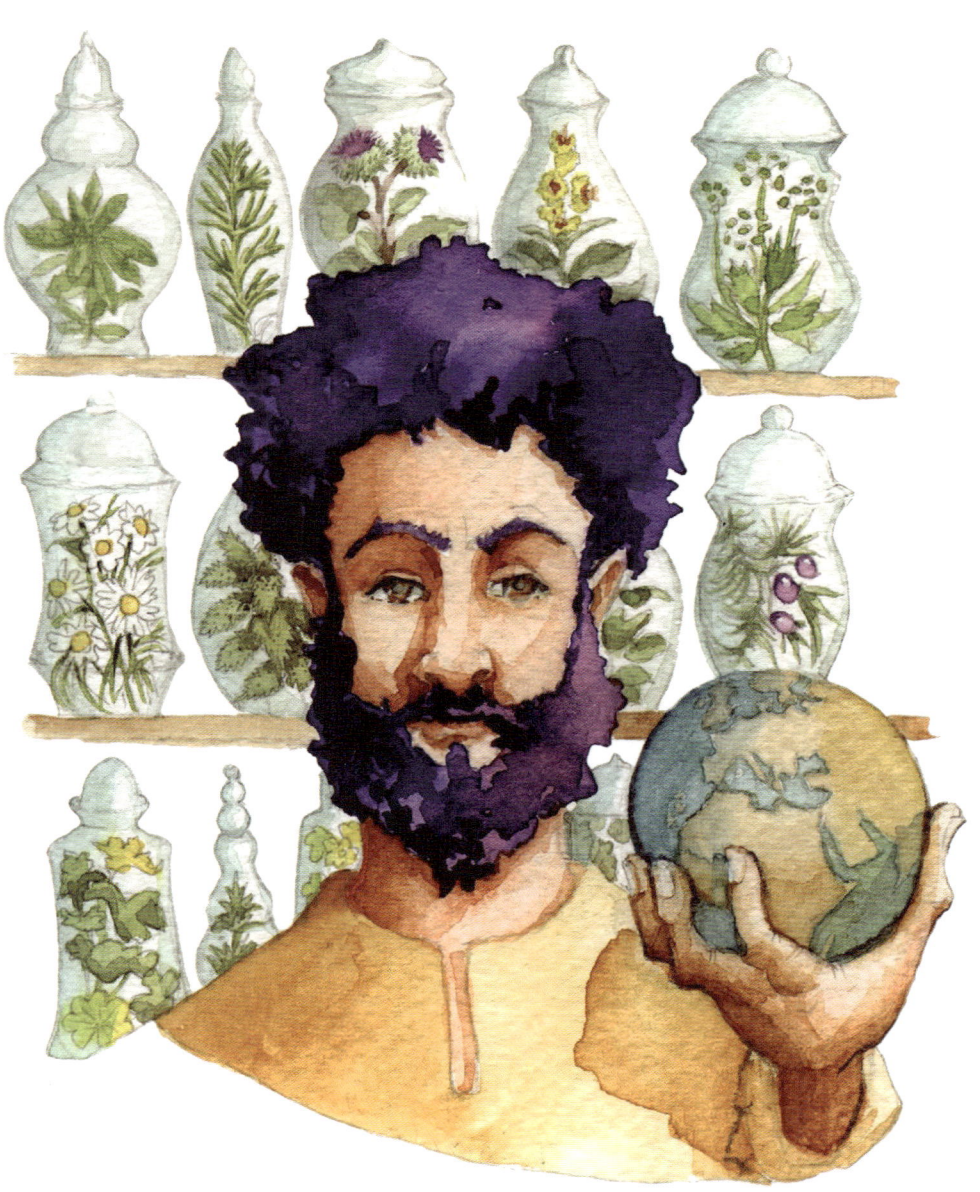

Muhammad al-Gafeqi
(Torrecampo o Belalcázar, Córdoba, ? - Córdoba, 1165)

Oculista y médico botánico nacido en Torrecampo o Belalcázar, cerca de Córdoba, pero no sabemos con certeza la fecha de su nacimiento.

Autor de *Guía del oculista*, libro en el que clasifica los materiales de esta ciencia y con el que se convierte en precursor de la moderna oftalmología. También es autor de otras obras, como la enciclopedia botánica *Libro de medicamentos simples*, que es un compendio de los saberes de farmacología árabe. De esta obra se conservan códices en Estambul, El Cairo, Rabat y Oxford. Escribió, asimismo, el *Libro de las fiebres y de los tumores* y el *Libro del rechazo* de todos los daños que afectan al cuerpo. Sus estudios sobre medicina tuvieron como referencia, principalmente, las obras de Dioscórides y Galeno. Con sus trabajos, ejerció una influencia notable en las nuevas generaciones de médicos. Al-Gafequi es considerado el sabio más grande en farmacología y botánica de la Edad Media islámica.

An oculist and medical botanist who was born in Torrecampo, near Córdoba, but his exact birth date is unknown.

He is the author of *The Oculist's guide*, a book which classifies the materials of this science, and which served as the precursor to modern ophthalmology. He is also the author of other books, such as the botanical encyclopedia *Book of simple medicines*, which is a compilation of Arabic pharmacology knowledge. Manuscripts of this book are preserved in Istanbul, Cairo, Rabat, and Oxford. He also wrote the *Book of fevers and tumors*, and the *Book of rejection* of all that harms the body. His medical studies primarily took reference from the works of Dioscorides and Galen, and his work had a notable influence on new generations of doctors. Al-Gafequi is considered the greatest scholar of pharmacology and botany of the Islamic Middle Ages.

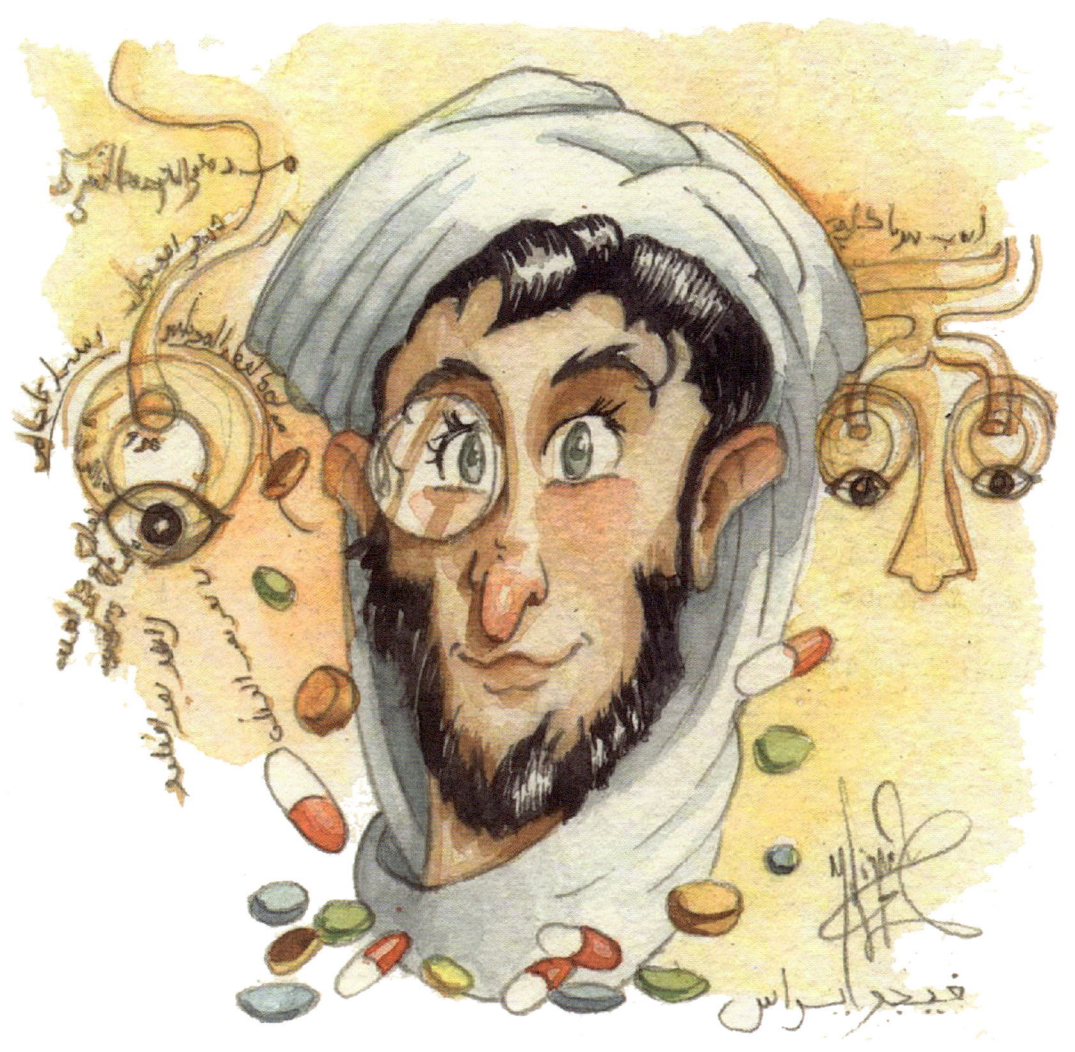

Ibn al Baytar
(Benalmádena, Málaga, 1190 - Damasco, 1248)

Médico y botánico andalusí, nacido en 1197 en Benalmádena (Málaga).

Realizó sus estudios en Sevilla, donde fue discípulo del botánico Abu al-Abbas al-Nabati. En esta etapa comenzó a analizar una serie de plantas, cuyo estudio se centraba en destacar sus propiedades medicinales. También analizó y comentó la obra de Dioscórides y un tratado sobre los medicamentos simples, en la farmacopea y dietética, en los que incluye información botánica muy valiosa. Su obra más destacada es el *Libro recopilatorio de medicinas y productos alimenticios simples*.

Hacia 1220 recorrió buena parte de al-Andalus, África y el Próximo Oriente, llegando a ser botánico-jefe de Egipto. Ibn al Baytar realizó un minucioso estudio de todas las plantas autóctonas, recopilando en su gran enciclopedia unos 1.400 medicamentos de origen vegetal y mineral por orden alfabético. Falleció en 1248, en Damasco. Su obra fue traducida a varios idiomas y tuvo gran influencia durante toda la Edad Media.

An Andalusian doctor and botanist born in 1197 in Benalmádena (Málaga).

He studied in Seville, where he was a student of the botanist Abu al-Abbas al-Nabati. During this stage of his life, he began to analyze various plants, focusing on highlighting their medicinal properties. He also analyzed and commented on Dioscorides' work and a treatise on simple medicines in pharmacopoeia and dietetics, which included very valuable botanical information. His most notable book is the *Compendium of simple medicines and foods*.

Around 1220, he traveled extensively through al-Andalus, Africa, and the Near East, eventually becoming the chief botanist of Egypt. Ibn al Baytar conducted a thorough study of all native plants, compiling around 1,400 plant-based and mineral-based medicines alphabetically in his extensive encyclopedia.

He died in Damascus in 1248. His work was translated into multiple languages and had great influence throughout the Middle Ages.

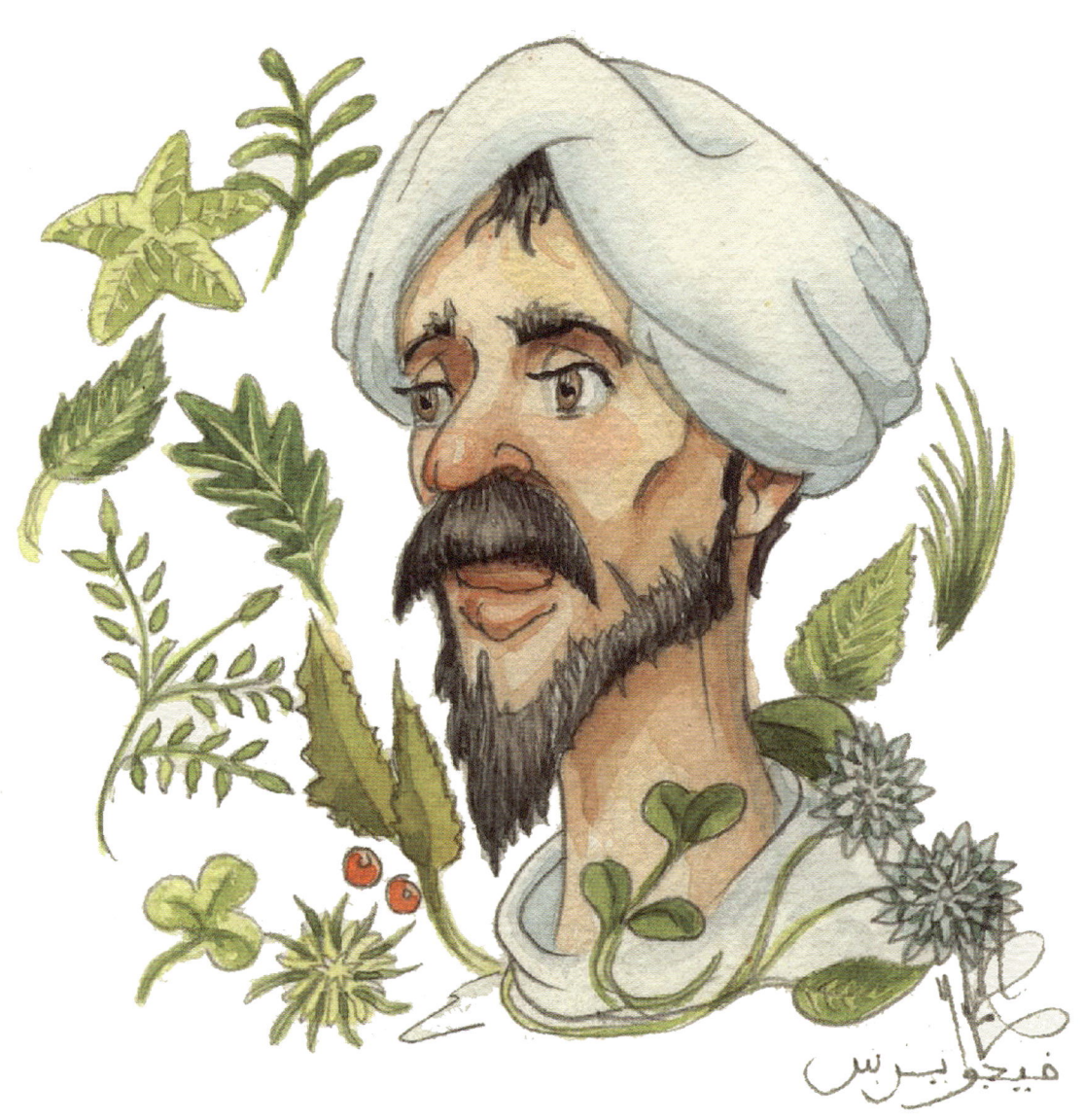

فيجويرس

Abu Zakariya Yahya b. Amad b. Hudayl
(Archidona, Málaga, ? - Granada, 1352)

Médico, filósofo y poeta. Fue un destacado profesor de medicina y otras materias en la Madraza de Granada. También se le reconoce como uno de los maestros más influyentes de Ibn al-Jatib en materia médica, así como en filosofía, geometría, aritmética, astronomía, derecho y literatura. La estrecha amistad que tenía con su antiguo alumno Ibn al-Jatib hizo que éste lo acogiera en su casa cuando quedó viudo al morir su esposa.

A doctor, philosopher, and poet. He was a prominent professor of medicine and other subjects at the Madrasa of Granada. He is also recognized as one of the most influential mentors of Ibn al-Jatib in the field of medicine, as well as philosophy, geometry, arithmetic, astronomy, law, and literature. His close friendship with his former student Ibn al-Jatib led to him being taken in by him when he became widowed after his wife's death. He died in Damascus in 1248. His work was translated into multiple languages and had great influence throughout the Middle Ages.

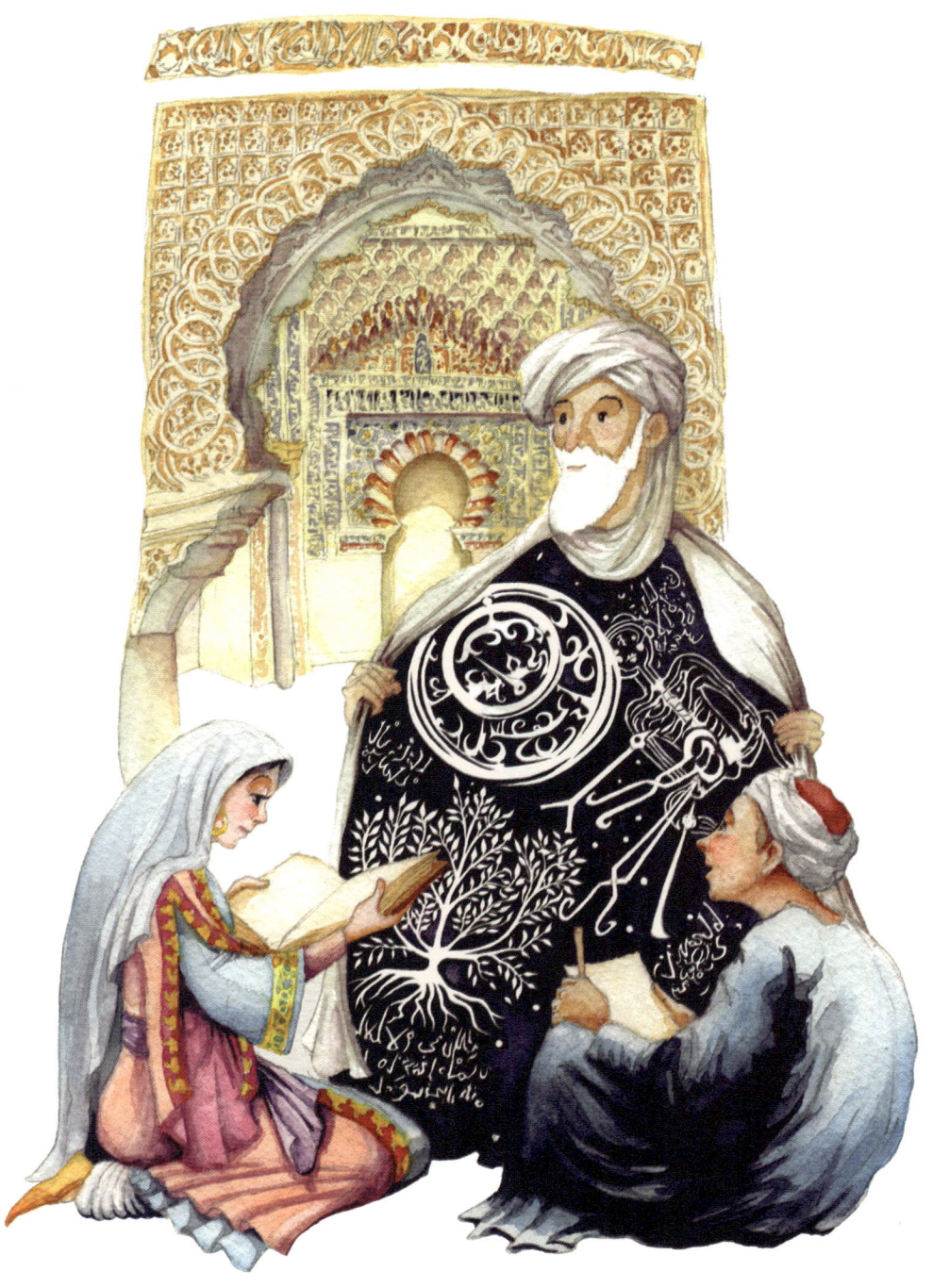

Muhammad al-Safra (Alicante, 1270 - Granada 1360)

Cirujano levantino afincado en Granada, mostró gran interés por lo que hoy conocemos como medicina estética. Su tratado de cirugía *Kitab al-Istiqsa* (*Libro de la Indagación exhaustiva y la confirmación probada en el tratamiento de las heridas y los tumores*), muestra una preocupación especial por evitar la fealdad excesiva de las cicatrices en la cara debidas a suturas inadecuadas, recomendando esforzarse en nivelar bien las heridas. En su relación de medicamentos también destaca las propiedades cosméticas de algún vegetal y las de algún ungüento elaborado por él mismo.

Fueron numerosos los médicos que se preocuparon por preservar el aspecto bello del cuerpo humano, considerándolo parte de su trabajo profesional. Se interesaron por el cuidado del cutis, de los cabellos y de las uñas, incluso de problemas de tipo sexual, por un lado, y elaboración de productos de perfumería, por otro.

Debido a las crisis políticas que se vivían en el reino de Granada, en la última etapa de su vida tuvo que huir de al-Andalus tras la muerte de su protector Nasr y se exilió en Marrakech. Regresó a Granada en el año 1359, donde falleció al poco tiempo de su llegada.

A Levantine surgeon based in Granada, who showed great interest in what is now known as aesthetic medicine. In his treatise about surgery *Kitab al-Istiqsa* (*Book of exhaustive inquiry and proven confirmation in the treatment of wounds and tumors*), he showed a particular concern for avoiding excessive scarring on the face due to inadequate stitches, emphasizing the importance of proper wound closure. In his list of medications, he also highlighted the cosmetic properties of certain plants and ointments which he had formulated himself.

Many doctors at the time were concerned with preserving the beauty of the human body, considering this a normal part of their professional work. They were interested in skincare, haircare, nailcare, and sexual health issues, as well as the production of perfumery products.

Due to the political crises which were taking place in the Kingdom of Granada, he had to flee al-Andalus in the later years of his life, following the death of his protector Nasr, and he ended up in exile in Marrakech. He returned to Granada in the year 1358, where he died shortly after his arrival.

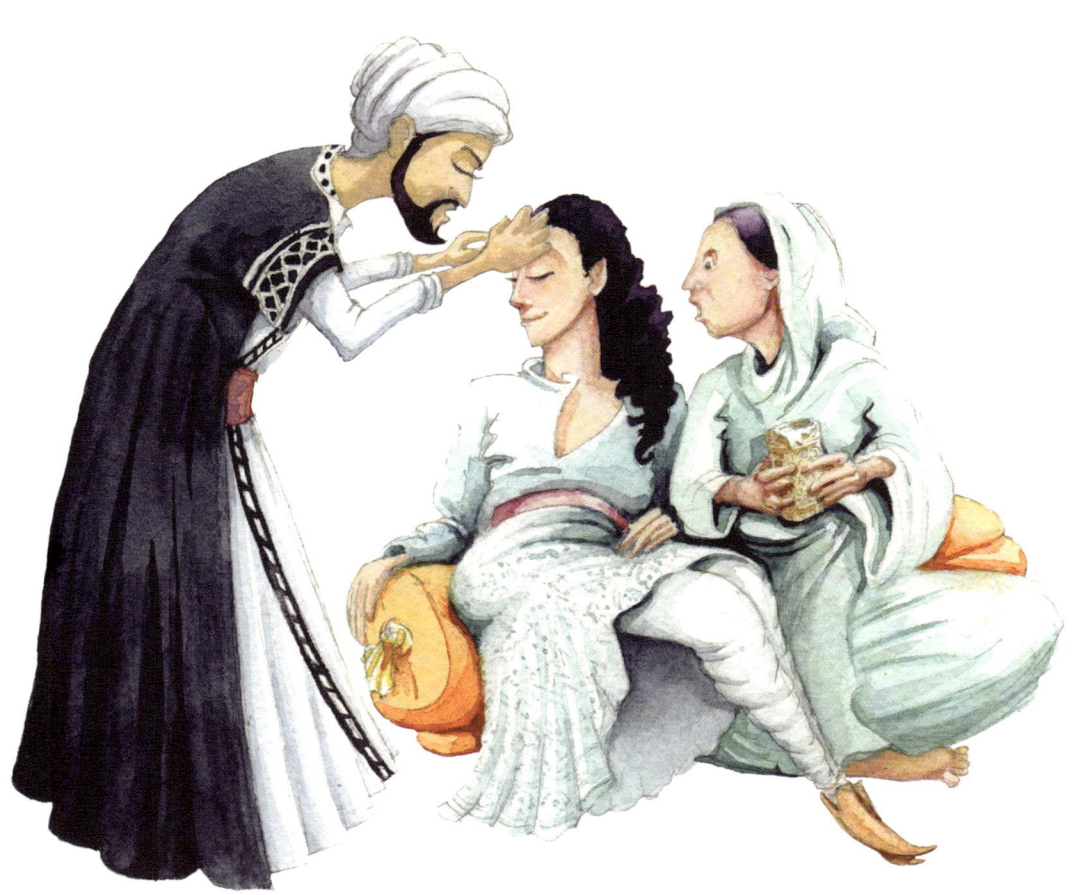

Ahmad Ibn Jatima (Almería, 1300 - 1369)

Médico, poeta y filósofo andalusí nacido en Almería en 1300. Años más tarde, en 1347, entró por el puerto de esta ciudad la temida peste bubónica, provocando una epidemia que se extendió por todo el territorio de al-Andalus.

Ibn Jatima estudió a fondo la peste y, en 1349, publicó el resultado de su investigación en el libro titulado *Consecución del fin*. Lo escribió en forma de diálogo entre él mismo y un amigo, quien le hacía preguntas sobre los orígenes de la epidemia, su desarrollo y el tratamiento adecuado. En este libro describía otras plagas ocurridas en el mundo conocido y aconsejaba las medidas de protección necesarias para prevenir la infección. También descubrió que las enfermedades se transmiten a través de organismos minúsculos (microbios), que pasan de un cuerpo a otro. Se adelantó así, junto a su amigo Ibn al-Jatib, a la hipótesis de la infección microbiana y a la importancia del confinamiento en las epidemias, la limpieza de la ropa y la fumigación de las viviendas, medidas preventivas que se desconocían en Europa. En el campo de la medicina, escribió un segundo libro que fue traducido al latín como *Morbi in posterum vitandi prescriptio et remedia*. Falleció en su ciudad natal en el año 1369.

An Andalusian doctor, poet, and philosopher who was born in Almería in 1300. Years later, in 1347, the dreaded bubonic plague arrived at the city's port, causing an epidemic that spread throughout al-Andalus.

Ibn Jatima conducted in-depth research into the plague, and in 1349 published the results of his investigation in a book titled *Attainment of the goal*. He wrote the book in the form of a dialogue between himself and a friend, who would ask him questions about the origin of the epidemic, its development, and proper treatment. The book also described other plagues which have occurred in the known world and advised on the necessary protective measures to avoid infection. He also discovered that diseases are transmitted through tiny organisms (microbes) which pass from one body to another. He was therefore, along with his friend Ibn al-Jatib, ahead of his time in hypothesizing on microbial infection and the importance of confinement, clothing cleanliness, and house fumigation as preventive measures during epidemics, all of which were unknown in Europe at this time. In the field of medicine, he wrote a second book which was translated into Latin as *Morbi in posterum vitandi prescriptio et remedia*. He died in his native city in the year 1369.

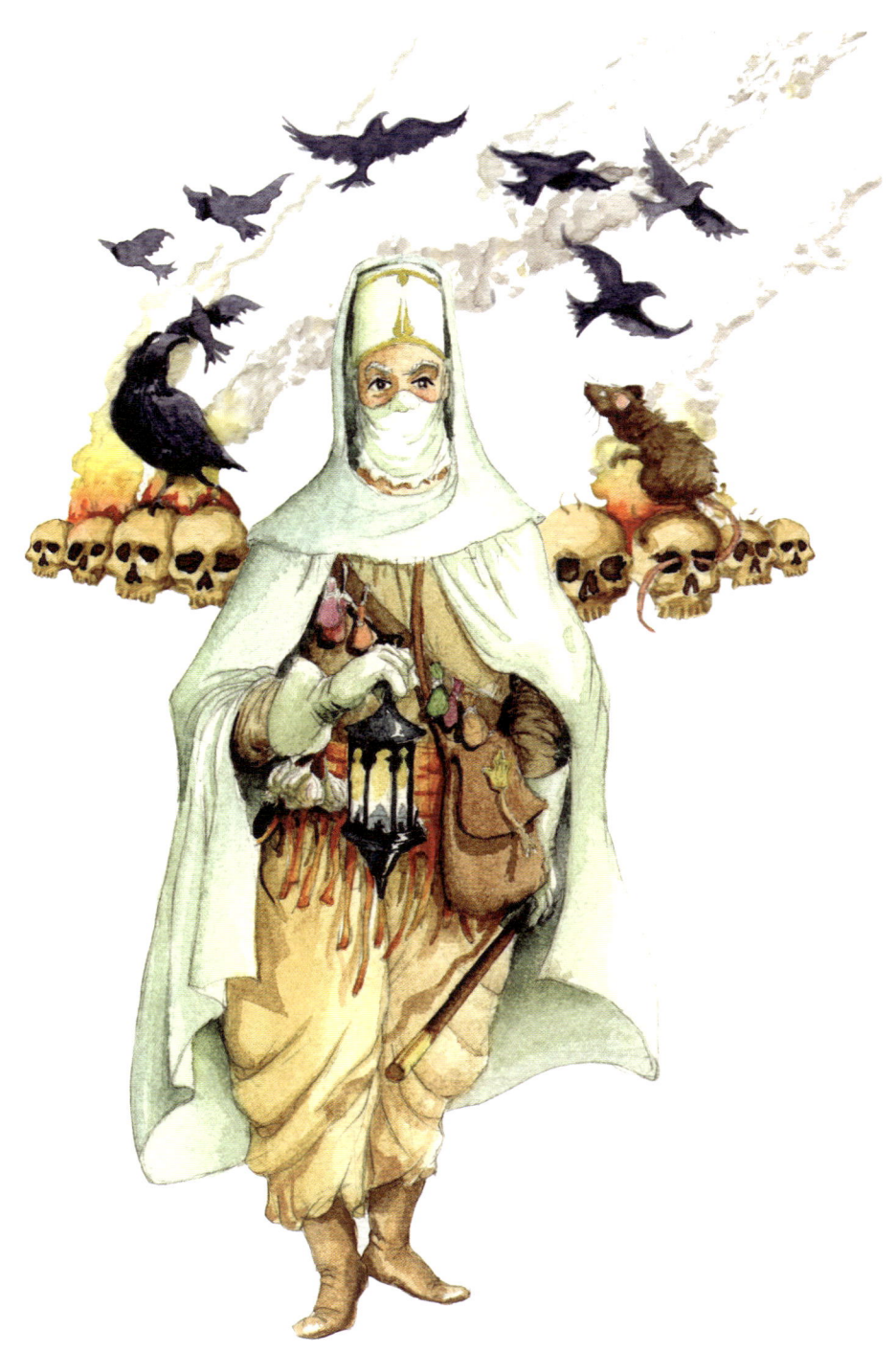

Ibn al-Jatib (Loja, Granada, 1313 - Fez, 1374)

Es considerado como uno de los grandes polígrafos de al-Andalus. Fue instruido por los doctores de mayor prestigio de su tiempo, llegando a ser poeta, escritor, historiador, político, filósofo y místico. El sultán Muhammad V le nombró visir del reino de Granada, lo que le permitió ser historiador de la corte nazarí, llegando a ser una gran personalidad de la cultura, la ciencia y el pensamiento del último periodo andalusí.

Dentro del campo de la medicina, destacan sus obras sobre higiene, antídotos contra venenos, embriología y patología, así como su importante tratado sobre la peste bubónica, epidemia que asoló a Europa en 1348. Esta obra es de gran importancia, porque Ibn al-Jatib contradice la opinión general de los teólogos musulmanes afirmando que, según su propia experiencia, se trata de una enfermedad contagiosa, siendo el primero en definir la noción de contagio, aislando a los enfermos y destruyendo sus sábanas para poner fin a la propagación de la epidemia.

Debido a sus rivalidades políticas, Ibn al-Jatib tuvo que exiliarse en dos ocasiones al norte de África. Murió estrangulado en la prisión de Fez, en el año 1374.

He is considered one of the great writers of al-Andalus. He was taught by the most prestigious doctors of the time, eventually becoming a poet, writer, historian, politician, philosopher, and mystic. The sultan Muhammad V named him vizier of the Kingdom of Granada, allowing him to serve as the court historian of the Nasrid dynasty and become a prominent figure in the culture, science and thinking of the late Andalusian period.

Within the field of medicine, his works on hygiene, poison antidotes, embryology, and pathology are notable, as is his important treatise about the bubonic plague, the epidemic which devastated Europe in 1348. This work is of great importance because in it Ibn al-Jatib goes against the prevailing opinion of Muslim theologians by stating, based on his own experience, that the plague is a contagious disease. He was therefore the first to define the concept of contagion, advocating the isolation of the sick and the destruction of their bedding to halt the epidemic's spread.

Due to his political rivalries, Ibn al-Jatib had to exile himself on two occasions in North Africa. He died by strangulation in the prison of Fez, in the year 1374.

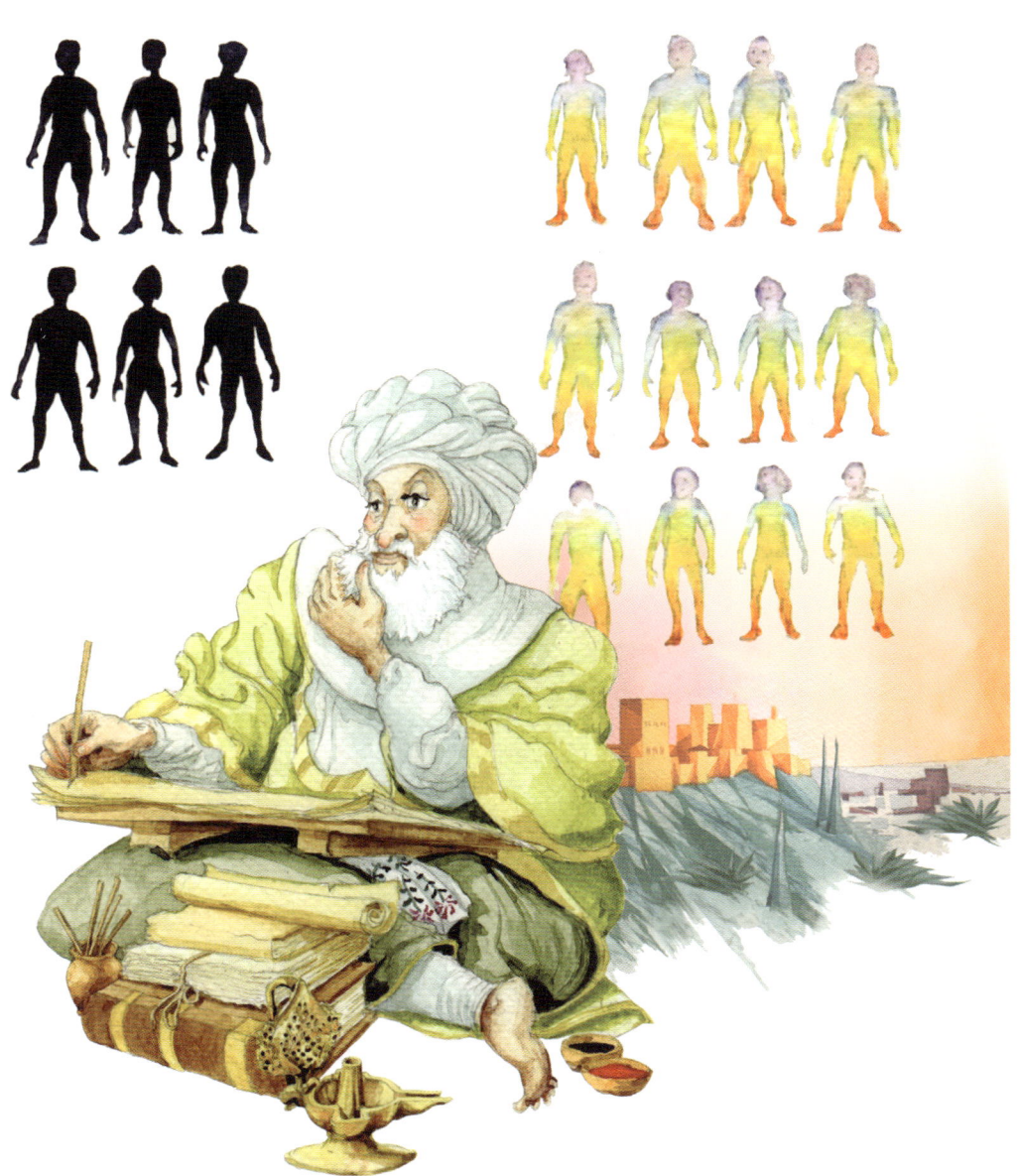

Muhammad ibn Ali al-Saquri
(Segura de la Sierra, Jaén, 1327 - ?, 1348)

Fue instruido en la medicina por su abuelo al-Lajmī al-Saquri, de quien se sabe que vivió en Granada. Tuvo como maestro a Hudayl al-Tuyibi en la Madraza de Granada. En su juventud marchó a Oriente en peregrinación a La Meca. A su paso por El Cairo estudió medicina en el Maristán y de regreso a su tierra pasó unos años en la bella ciudad costera de Bujía (Argelia), donde ejerció como médico. A su regreso a Granada, entró al servicio del sultán nazarí.

Sus escritos nos describen la época que le tocó vivir. En su tratado *Tuhfat al-mutawassil warahat al-muta'ammil* (*Libro del regalo al que busca a Dios y reposo del que medita*), destaca el estudio de la terapéutica y de los medicamentos. De sus tres partes, destacan las dos iniciales: la primera trata del «estómago y lo que con él se relaciona», centrándose en la dietética alimentaria. Finaliza este capítulo describiendo los medicamentos simples y compuestos que fortifican el estómago sin calentarlo. La segunda parte del tratado está dedicada a la patología y al tratamiento de la diarrea. Se desconocen el lugar y fecha de su muerte, en 1369 se encontraba en Tremecén (Argelia).

He was taught medicine by his grandfather al-Lajmī al-Saquri, who is known to have lived in Granada. He was also taught by Hudayl al-Tuyibi at the Madrasa in Granada. In his youth he embarked on a pilgrimage to Mecca. While in Cairo, he studied medicine at the Maristan and on his way home he spent many years in the beautiful coastal city of Bujia (Algeria), where he practiced as a doctor. On his return to Granada, he entered the service of the Nasrid sultan.

His writings provide us with insights into the era in which he lived. In his treatise *Tuhfat al-mutawassil warāhat al-muta'ammil* (*Book of gift to those who seek God and rest to those who meditate*), he focuses on the study of therapeutics and medicines. Of its three parts, the first two stand out: the first is about «the stomach and its related matters», focusing on dietary considerations. The end of this chapter describes the simple and compound medicines which can fortify the stomach without heating it. The second part of the treatise focuses on the pathology and treatment of diarrhea. His place and date of death are unknown, but in 1369 he was found to be in Tlemcen (Algeria).

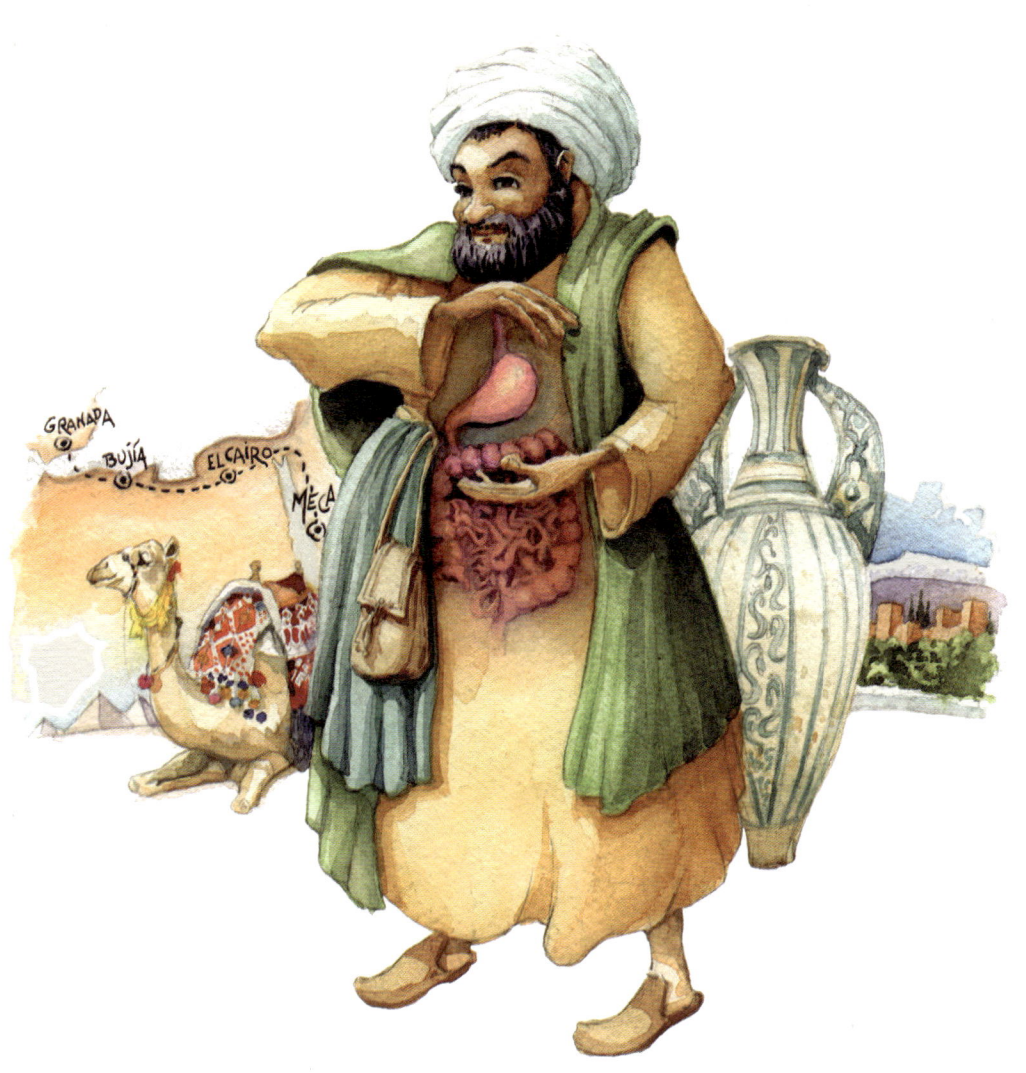

Ibn Jaldun (Túnez, 1332 - El Cairo, 1406)

Nació en Túnez en 1332, en el seno de una familia de origen andalusí, que abandonó Sevilla tras la conquista castellana.

Es conocido como historiador, padre de las ciencias sociales y de la moderna historiografía, sociología, filosofía de la historia, economía y demografía. En sus teorías, defendió la clasificación entre ciencias religiosas y auxiliares, como la poesía o la literatura, y ciencias no religiosas o de contenidos intelectuales, como la lógica, la geometría, la astronomía, la medicina, etc..

En su libro *Muqqadima* también se interesó por el estudio de la alquimia, reflejando en sus investigaciones el interés por llegar a hacer un hombre de modo artificial, utilizando el esperma y adelantándose varios siglos a la idea de la inseminación artificial. La vida de Ibn Jaldun es toda una aventura. Exiliado en el norte de África, regresó a al-Andalus para ponerse al servicio del sultán Muhammad V, en la corte nazarí. Sin embargo, tuvo que exiliarse de nuevo a causa de su rivalidad política con Ibn al Jatib. Falleció en El Cairo en el año 1406.

He was born in Tunis in 1332, to a family of Andalusian origin which had fled Seville following the Castilian conquest.

He is a renowned historian and father of social sciences and modern historiography, sociology, philosophy of history, economy, and demography. In his theories, he advocated for a classification between religious sciences and auxiliary sciences, such as poetry or literature, and non-religious sciences or those with intellectual content, such as logic, geometry, astronomy, and medicine, etc.

In his book *Muqqadima*, he also showed an interest in the study of alchemy, describing his investigations into the idea of creating a human artificially using sperm, centuries before the concept of artificial insemination had been uncovered. Ibn Jaldun's life was an adventure. Exiled in North Africa, he returned to al-Andalus to serve Sultan Muhammad V in the Nasrid court. However, he then had to exile himself again due to his political rivalry with Ibn al Jatib. He died in Cairo in the year 1406.

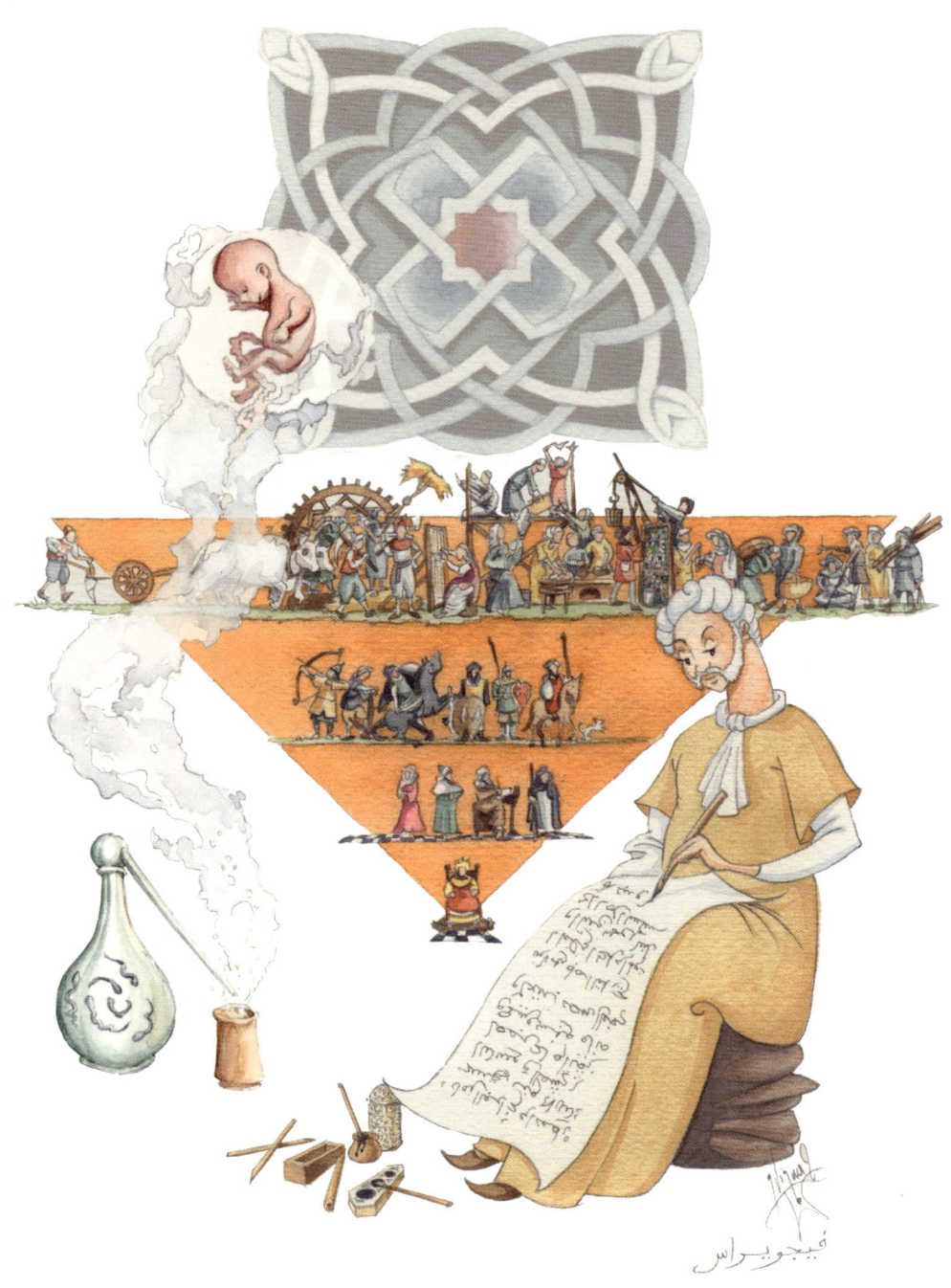

Umm al-Hasan bint al-Tanyali
(Loja, Granada, 1335 - La Meca, 1360?)

Era hija del cadí Abu-Yafar. Nació en Loja, pero se trasladó a la ciudad de Málaga. Además de ser una importante poeta andalusí, destacó por sus grandes conocimientos en medicina y lecturas coránicas. Era prima lejana de Ibn al-Jatib y tuvo por maestro al gran sabio cordobés Baqib Majlad.

Como era tradición en al-Andalus, sus conocimientos en el campo de la medicina se los transmitió su padre Abu-Yafar.

Destacó en la etapa nazarí ejerciendo la medicina y la enseñanza de esta ciencia, y fue admirada por su habilidad a la hora de curar las heridas y tratar el dolor con eficaces ungüentos.

Durante su viaje de peregrinación a La Meca, amplió sus estudios de Hadiz y Jurisprudencia, antes de regresar a al-Andalus. Volvió a La Meca en una segunda peregrinación y allí murió, siendo enterrada en torno al 1360.

She was the daughter of the qadi Abu-Yafar and was born in Loja but later moved to the city of Málaga. As well as being a prominent Andalusian poet, she was also known for her great knowledge of medicine and Quranic readings. She was a distant cousin of Ibn al-Jatib and was taught by the great Cordovan scholar Baqib Majlad.

As was tradition in al-Andalus, her knowledge in the field of medicine had been passed down from her father Abu-Yafar.

She excelled during the Nasrid period, practicing and teaching medicine, and was admired for her abilities in treating wounds and pain with effective ointments.

During her pilgrimage to Mecca, she expanded her studies of Hadith and Jurisprudence, before returning to al-Andalus. She returned to Mecca on a second pilgrimage, and it was there where she died, being buried around the year 1360.

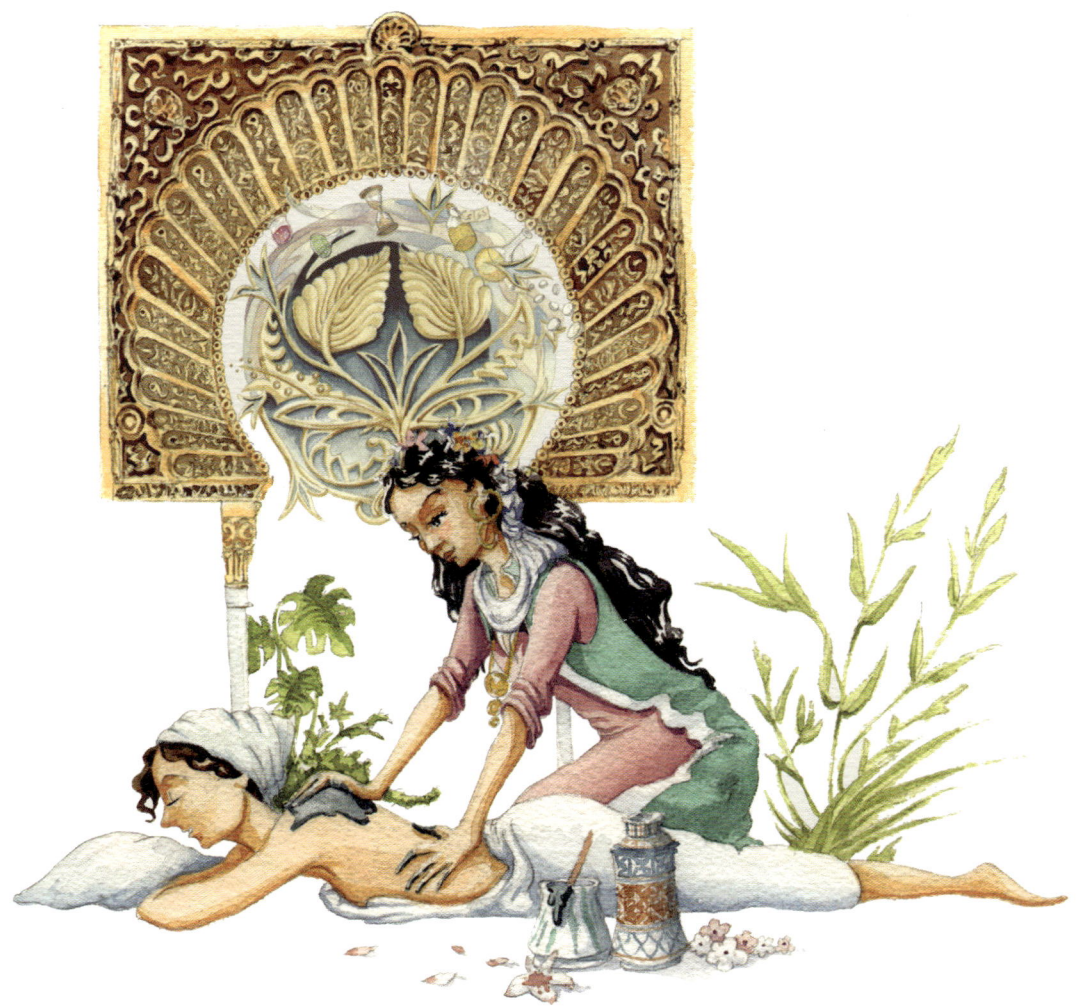

Al-Arbuli (Arboleas, Almería, s. XV)

Investigó la medicina naturista, muy extendida en al-Andalus, y fue autor de un tratado sobre el valor de los alimentos (bromatología) para mantener una dieta saludable. Sus nueve capítulos se centran en las cualidades de diferentes tipos de alimentos: cereales, leguminosas, lácteos, carnes, pescados, condimentos, salsas, frutas y frutos secos. Al final del mismo incluye una selección de recetas.

La bromatología es la ciencia que estudia los alimentos, sus propiedades para la salud y la forma más idónea de cocinarlos y consumirlos. Al-Arbuli investigó y divulgó esta ciencia, logrando mejorar la calidad de vida de los andalusíes, muy superior a la que tenía la población del resto de Europa. De esta forma, perfeccionó la dieta mediterránea que al-Andalus había heredado del Imperio Romano. Al-Arbuli falleció a mediados de siglo XV, aunque desconocemos el año de su defunción.

He conducted research into natural medicine, a field widespread in al-Andalus, and was the author of a treatise about the value of foods (bromatology) in maintaining a healthy diet. Its nine chapters focused on the qualities of different types of foods: cereals, legumes, dairy products, meat, fish, condiments, sauces, fruits, and nuts. The end of the book included a selection of recipes.

Bromatology is the science of studying different types of foods, their properties for health and the optimum way to cook and consume them. Al-Arbuli researched and disseminated this science, improving the quality of life for Andalusians, which was significantly better than that of the rest of Europe. He thus refined the Mediterranean diet inherited by al-Andalus from the Roman empire. Al-Arbulí passed away in the mid-15th century, although the exact year of his death is unknown.

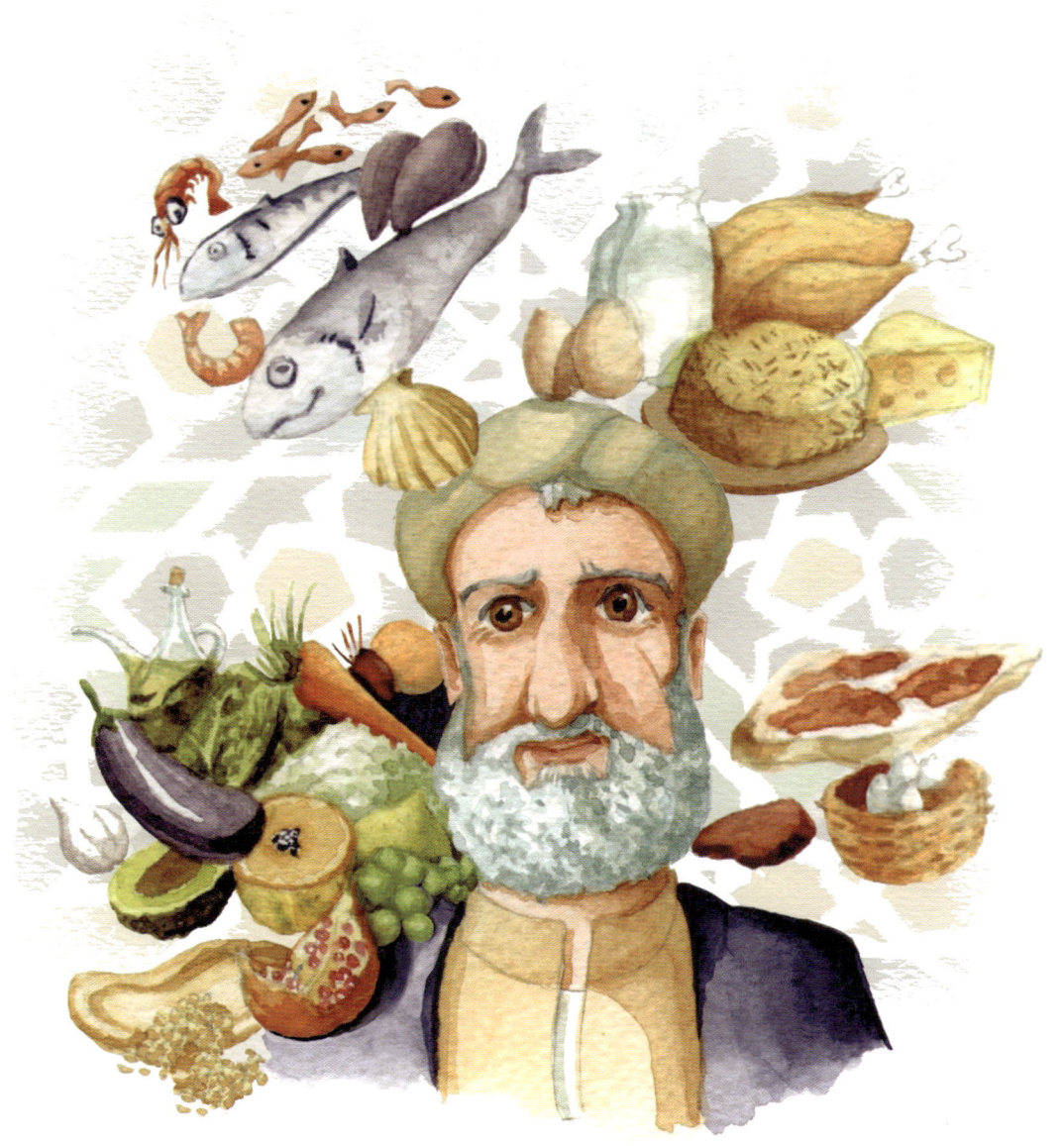

Alonso del Castillo y Miguel de Luna
(Granada, primera mitad s. XVI - s. XVII)

Moriscos granadinos nacidos en torno al año 1520, que conservaron el saber de la ciencia médica andalusí. Tuvieron acceso a las fuentes árabes heredadas de sus antepasados andalusíes en la Madraza, primera Universidad de Granada, que fundó en 1349 el sultán Yusuf I. Más tarde, aprendieron la medicina escolástica en la Universidad creada por Carlos V, tras la conquista de la ciudad. Además de conocer el griego y el latín, dominaban perfectamente el árabe clásico y estaban al tanto de la medicina que se practicó en los mejores tiempos de al-Andalus. Sin embargo, el rechazo de los cristianos viejos hacia la cultura andalusí, impidió que estos médicos moriscos pudieran enriquecer sus estudios de medicina en la Universidad católica de Granada. Alonso del Castillo y Miguel de Luna intentaron también conciliar la fe islámica y la católica, a través de los libros plúmbeos del Sacromonte, declarados apócrifos y heréticos por el papa Inocencio XI.

Ambos fallecieron en Granada a principios del siglo XVII.

Alonso and Miguel were Moriscos born in Granada around the year 1520, and they conserved knowledge of Arab-Islamic medical science. They had access to Arabic sources inherited from their Andalusian ancestors at the Madrasa, the first University of Granada, which was founded in 1349 by the Sultan Yusuf I. Later, they learned scholastic medicine at the university established by Carlos V, following the conquest of the city. In addition to Greek and Latin, they were also fluent in classical Arabic and had knowledge of the medical practices of the golden age of al-Andalus. However, the rejection of Andalusian culture by older Christians prevented these Morisco doctors from deepening their medical studies at the Catholic University of Granada. Alonso del Castillo and Miguel de Luna also tried to reconcile the Islamic and Catholic faiths through The Lead books of Sacromonte, which were declared apocryphal and heretical by Pope Innocent XI.

They both died in Granada at the start of the 17th century.

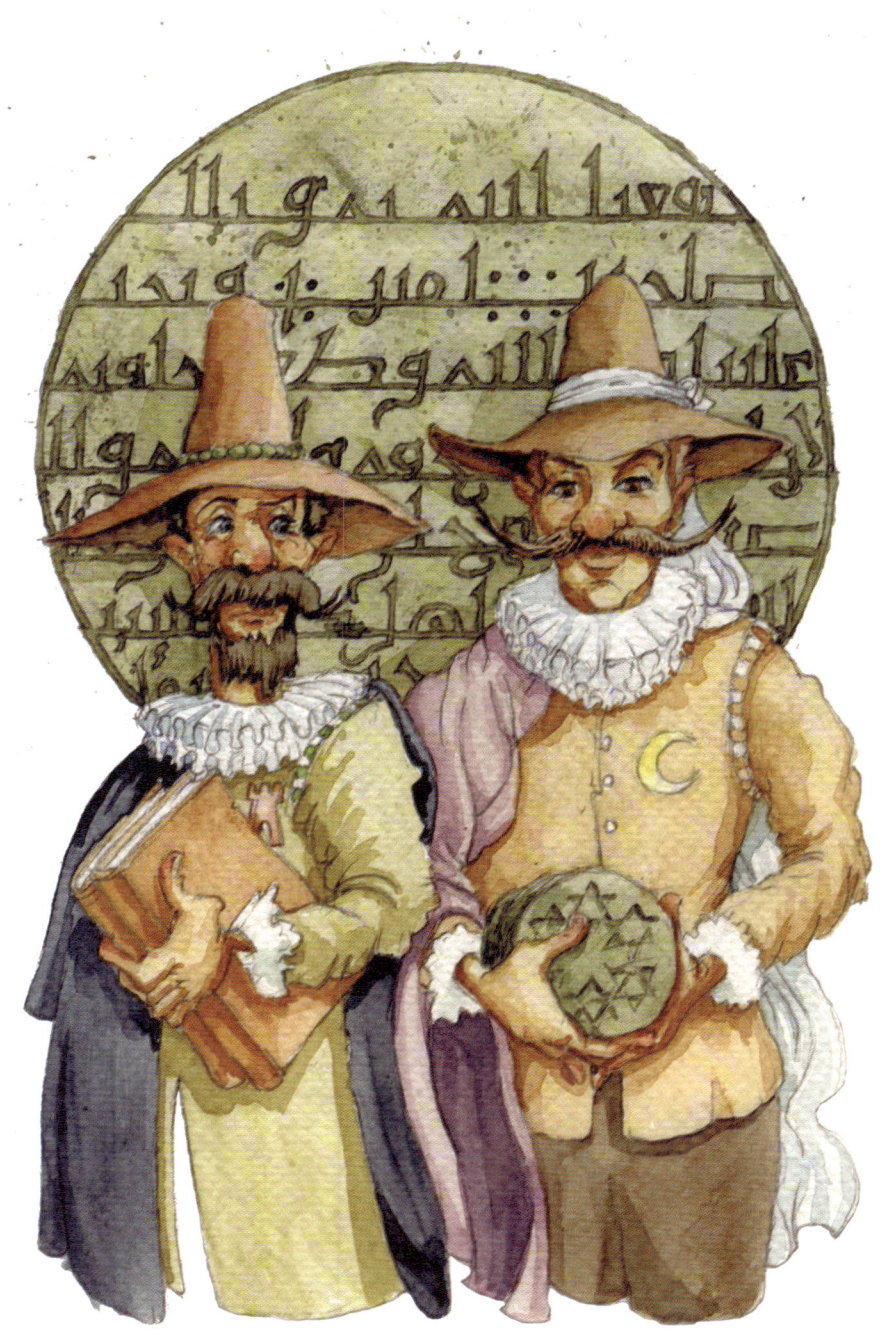

María de Luna (Granada, s. XVI - s. XVII)

Hija del musulmán converso Miguel de Luna y la cristiana vieja María de Veraztegui, María de Luna fue una mujer muy entendida en las ciencias médicas y, sobre todo, en el uso de las yerbas.

Su abuelo, Juan de Luna, le transmitió todos sus conocimientos médicos de forma oral, pues no sabía leer, y ella, a su vez, los transmitió a su hijo Román Ramírez.

Tras la conquista de la capital nazarí en 1492, los granadinos mantuvieron el legado de la medicina andalusí y siguieron empleando muchos de los conocimientos curativos que se habían desarrollado en al-Andalus, desde hacía siglos. Con el tiempo, esta ciencia se mantuvo en la intimidad familiar, conservada fundamentalmente por las mujeres de la casa. Sin embargo, una vez que los Reyes Católicos incumplieron las Capitulaciones de Santa Fe, estas tradiciones médicas fueron perseguidas por los castellanos, que las consideraban costumbres de herejes o actos de brujería.

The daughter of converted Muslim Miguel de Luna and old Christian María de Veraztegui, María de Luna was highly knowledgeable in the field of medical sciences, and in particular the use of herbs.

Her grandfather, Juan de Luna, passed down all his medical knowledge to her orally, since he could not read, and she in turn passed it down to her son Román Ramírez.

Following the conquest of the Nasrid capital in 1492, the people of Granada continued to preserve the legacy of Andalusian medicine and to use many of the healing practices that had been developed in al-Andalus for centuries. Over time, this science remained within the family, predominantly being preserved by the women of the household. However, once the Catholic Monarchs failed to uphold the Capitulations of Santa Fe, these medical traditions were persecuted by the Castilians, who viewed them as heretic customs or acts of witchcraft.

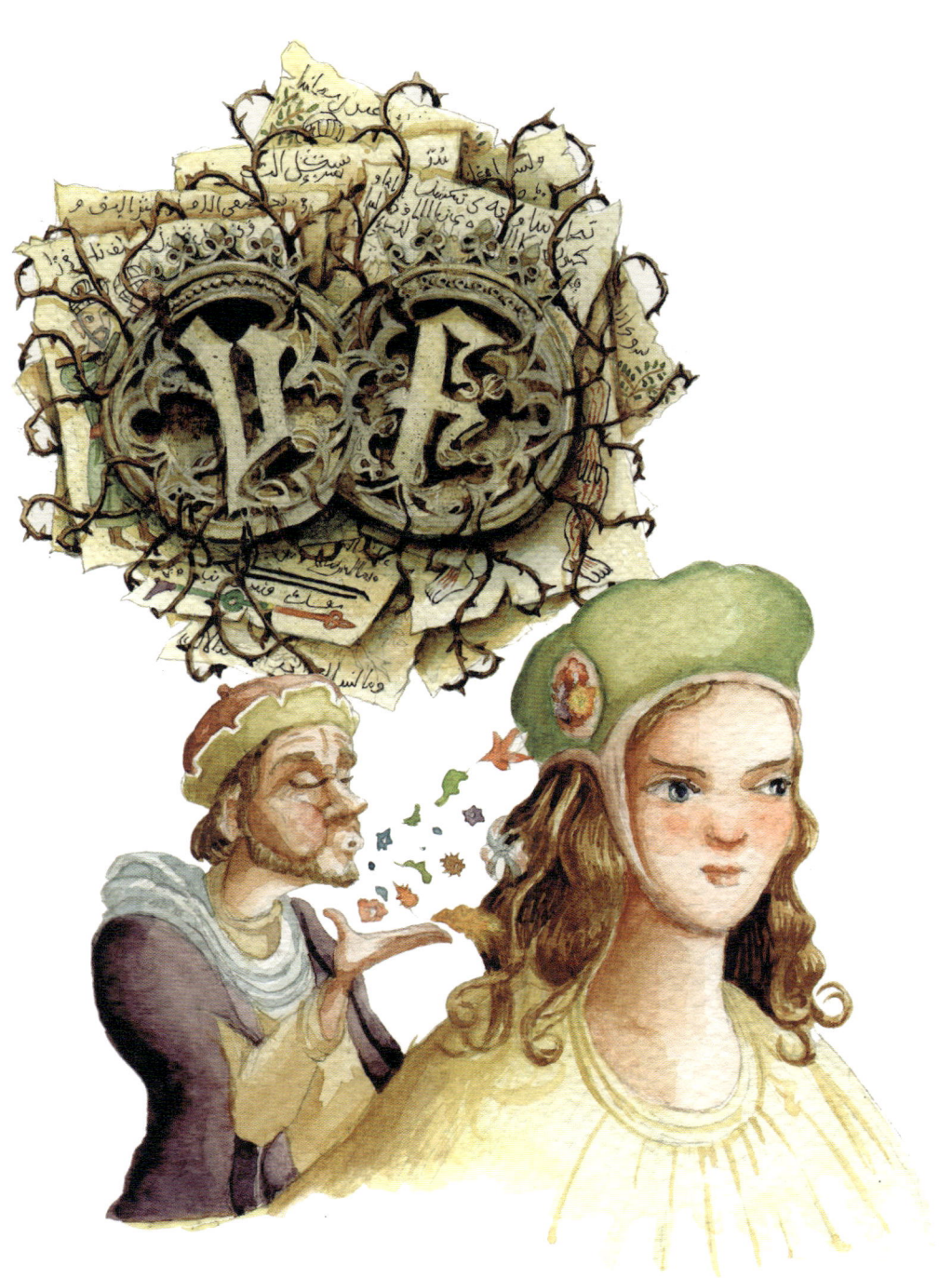

Gaspar Capdal (?, 1579 - Valencia, ?)

Morisco totalmente integrado en una sociedad donde convivían de forma cotidiana cristianos viejos y nuevos, aunque conservaba sus costumbres islamiza-
das. Hablaba como lengua materna la algaravía o árabe dialectal andalusí, aunque era conocedor de las lenguas romance de los cristianos viejos (el castellano
e italiano), que le permitieron adquirir una formación científica en el galenismo.
Estudió medicina en Valencia en torno a 1590. Al tener prohibido los estudios
en la Universidad, los realizó siguiendo el modelo medieval, vigente en el siglo
XVI conforme a la tradición andalusí, que consistía en un aprendizaje teórico y
práctico bajo la tutela de varios médicos. Los maestros seleccionaban los libros
especializados en medicina que debería estudiar y comentar. Posteriormente,
durante un periodo de uno o dos años, ejercía la medicina bajo la tutela de un
médico experimentado y con licencia. La práctica con enfermos y el hábito de
la preparación de medicamentos lo realizó con el médico morisco Maestre Damián, cristiano nuevo, y con el boticario Ynça de Valencia. Tras la etapa de formación se presentó ante un tribunal que le examinó tanto de los conocimientos
teóricos como prácticos. Su vida profesional se desarrolló en el último tercio del
siglo XVI, en la España de la Contrarreforma.

A Morisco who was completely integrated in a society where old and new
Christians coexisted daily, but who still managed to retain his Islamic customs.
His mother tongue was Algaravía, or Andalusian Arabic dialect, although he
also spoke the romance languages of old Christians (Spanish and Italian),
which enabled him to acquire scientific training in Galenism. He studied
medicine in Valencia around 1590. Since he was prohibited from studying at
the University, he followed the medieval model prevalent in the 16th century, based on Andalusian tradition, which consisted of theoretical and practical learning under the tutelage of different doctors. The teachers selected
the specialist medical books that were to be studied and discussed. He later
practiced medicine under the tutelage of an experienced licensed doctor for
one or two years. His practical experience with patients and the preparation of
medications was gained under the supervision of the Morisco doctor and new
Christian Maestre Damián, as well as chemist Ynça de Valencia. Following his
training period, he appeared before a tribunal that examined his theoretical
and practical knowledge. His professional life developed in the late 16th century, during the Spanish Counter-Reformation.

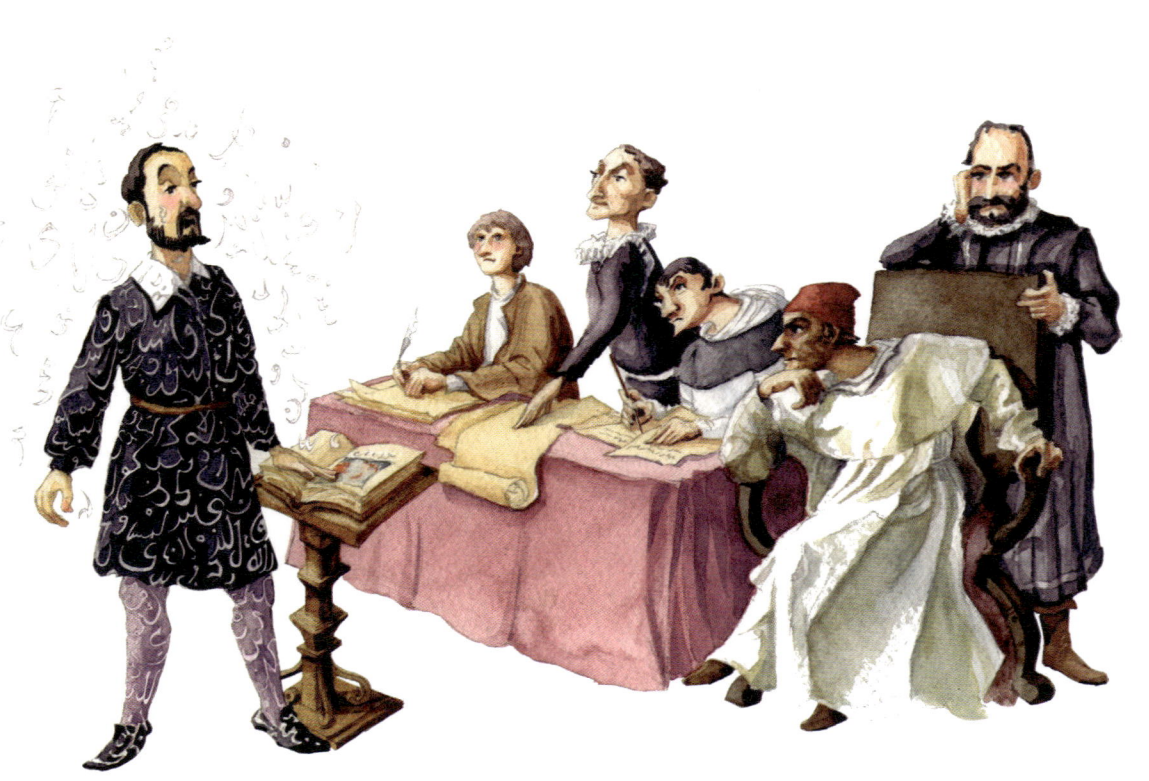

Román Ramírez (Granada, s. XVI - s. XVII)

Hijo de María de Luna, el morisco Román Ramírez estudió la tradición clásica de Dioscórides y se especializó en la materia médica vegetal. Tras la conquista de Granada, la Inquisición prohibió a los moriscos divulgar el legado científico de al-Andalus en sus instituciones. Por tanto, tenían que transmitir sus conocimientos de padres a hijos. Román Ramírez tuvo que aprender la tradición médica andalusí en el seno de su familia y por transmisión oral.

La *Iyaza* era el título que reconocía al médico morisco tener conocimientos científicos. Este reconocimiento determinó la diferencia entre medicina y curanderismo. Los cristianos viejos acudían en secreto a los médicos moriscos, mientras que la Inquisición los perseguía.

Los médicos cristianos impidieron que los moriscos estudiaran medicina, cerrándoles el acceso a las universidades. La perdida intelectual fue tremenda, la edición de libros sobre materia médica en la Universidad de Granada se interrumpió en 1580 para no volverse a reanudar hasta 1640. También les prohibieron seguir estudiando la ciencia médica en los libros andalusíes por estar escritos en árabe. Estas prohibiciones hicieron que la medicina morisca se convirtiera en marginal y perdiera paulatinamente su memoria y su legado.

The son of María de Luna, the Morisco Román Ramírez studied the classical tradition of Dioscorides and specialized in plant-based medicine. Following the conquest of Granada, the Inquisition prohibited the Moriscos from disseminating the scientific legacy of al-Andalus at their institutions. Therefore, they had to pass their knowledge down from parent to children. Román Ramírez had to learn the Andalusian medical tradition within his family through spoken word.

The title of *Iyaza* was a recognition of a Morisco doctor's scientific knowledge. This recognition set a distinction between medicine and folk healing. The old Christians secretly sought the services of the Morisco doctors, whilst the Inquisition pursued them.

Christian doctors prevented the Moriscos from studying medicine, closing off their access to the universities. The intellectual loss was tremendous, with the edition of books on medical materials at the University of Granada being halted in 1580 and not starting back up again until 1640. They also prohibited them from continuing to study medical science in Andalusian books, because they were written in Arabic. These restrictions led to Morisco medicine becoming marginal, gradually losing its memory and legacy.

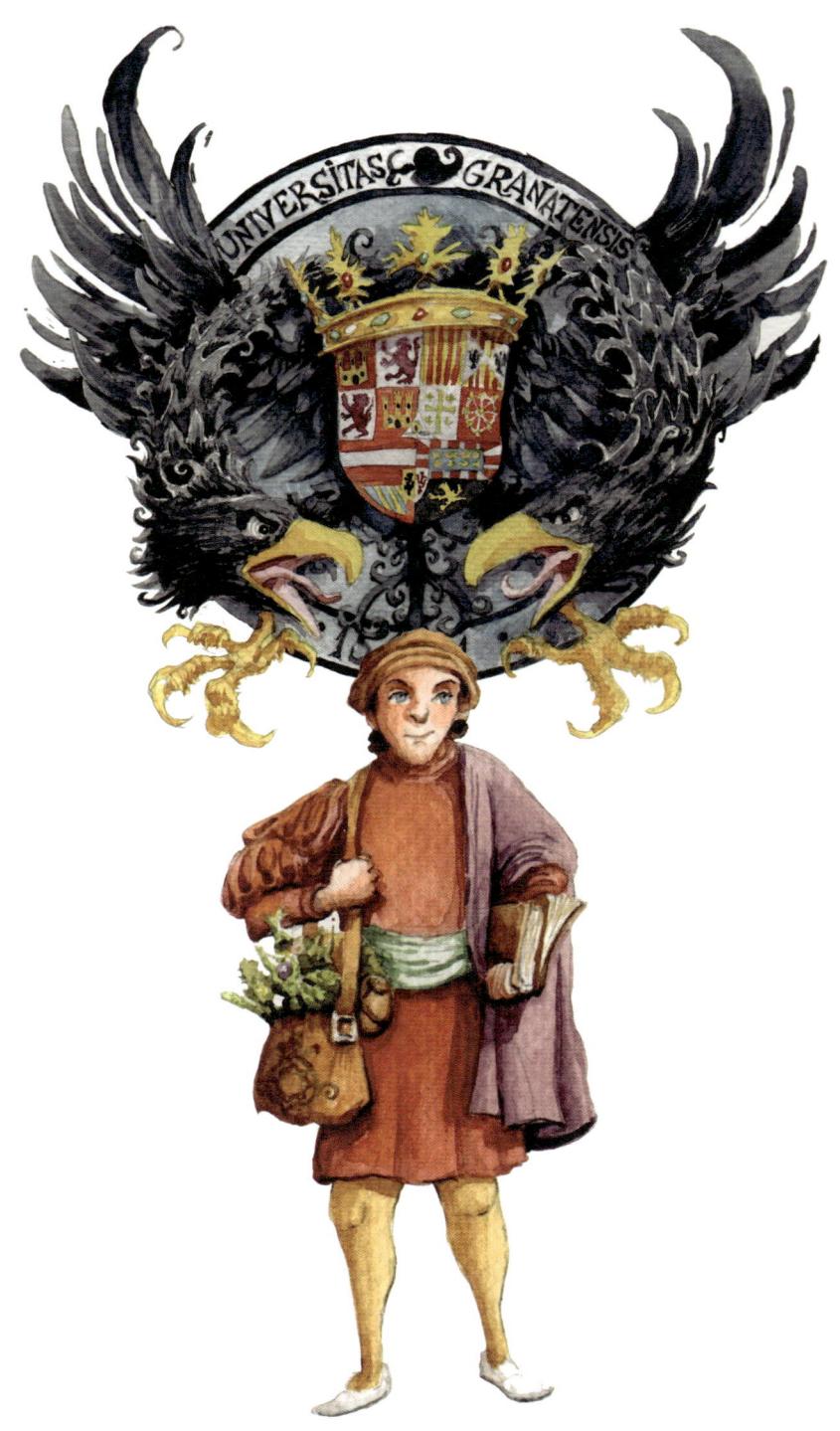

Pinterete (Valencia, s. XVI)

Médico morisco nacido en Valencia en la segunda mitad del siglo XVI. Su fama como médico experimentado en el tratamiento de enfermedades difíciles, hizo que fuese llamado a Corte como último recurso para que asistiese de una grave enfermedad al príncipe Carlos, hijo del rey Felipe II y futuro heredero al trono. Esta decisión fue muy cuestionada por los médicos oficiales de la Corte, pero al no encontrar remedio a la enfermedad del príncipe, tuvieron que aceptar el tratamiento de este médico morisco.

A pesar de la desconfianza que tenían los médicos de la Corte en la aplicación de los ungüentos de Pinterete, basados en el legado científico andalusí, se vieron obligados a emplearlos debido a la gravedad del heredero a la corona. Gracias a la eficacia de estos tratamientos se logró la recuperación del príncipe.

Es paradójico que el rey Felipe III, hermanastro del príncipe, firmara años después el decreto de expulsión general de los moriscos (1609). Esta decisión resultó nefasta, pues obligó a exiliarse a los intelectuales, científicos y comerciantes andalusíes más cualificados, lo que provocó una decadencia cultural y comercial sin precedentes en la corona española.

A Morisco doctor born in Valencia in the second half of the 16th century. He gained fame as a doctor due to his expertise in treating difficult diseases, and this led him to be called to the Court as a last resort to assist in the treatment of a severe illness affecting Prince Carlos, the son of King Felipe II and future heir to the throne. This decision faced strong opposition from the official Court doctors, but as they were unable to find a cure for the prince's illness, they had to accept the treatment of this Morisco doctor.

Despite the Court doctors' mistrust in Pinterete's ointments, which were based on the scientific legacy of al-Andalus, they were forced to use them due to the seriousness of the heir to the throne's condition. Thanks to the effectiveness of these treatments, the prince eventually recovered.

It is paradoxical that King Felipe III, the prince's half-brother, would years later sign a decree for the general expulsion of the Moriscos in 1609. This decision had disastrous consequences, forcing highly qualified Andalusian intellectuals, scientists, and merchants into exile, leading to an unprecedented cultural and commercial decline in the Spanish crown.

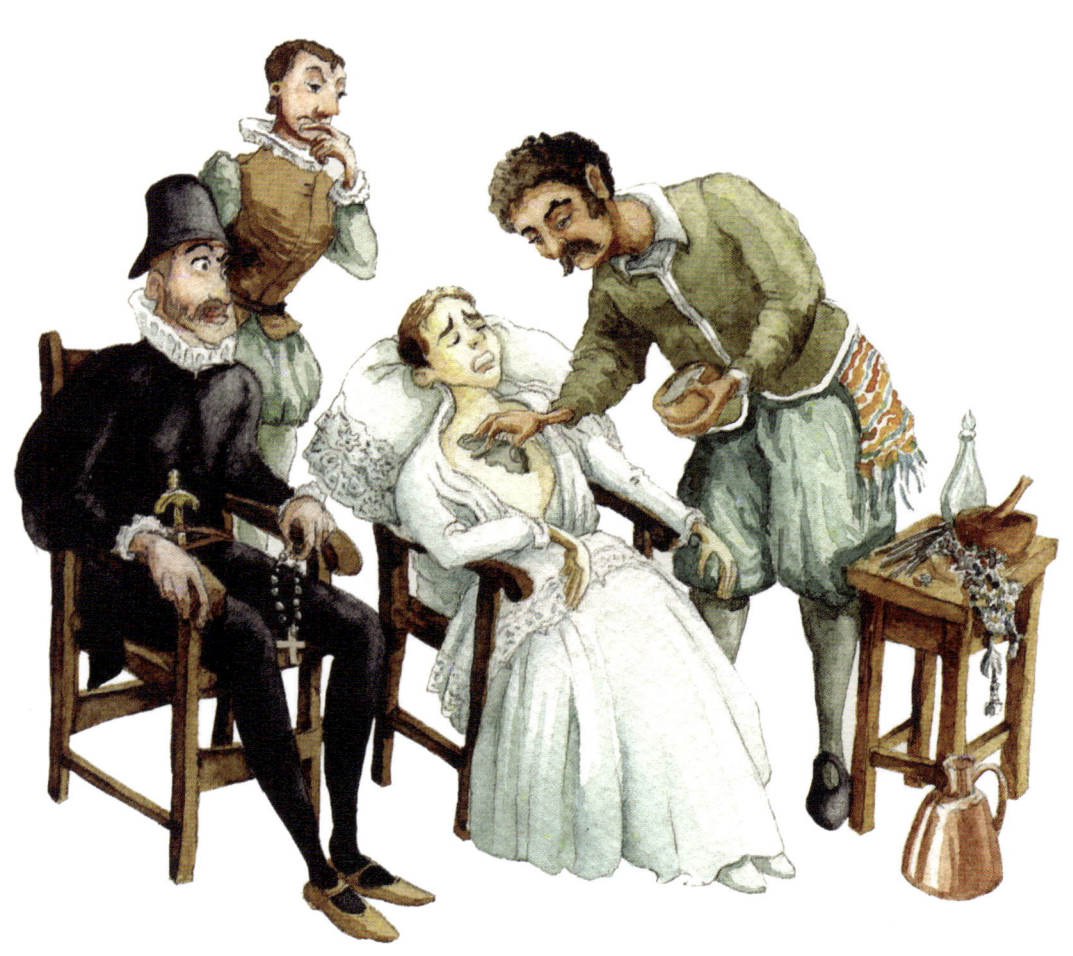

Epílogo

Esta publicación tiene una finalidad claramente divulgativa. Cada ilustración va acompañada de su texto correspondiente. En casi todas ellas predominan los fondos en blanco, con la intención de centrar la atención en un mensaje claro y conciso sobre aquello que el texto pretende comunicar. Esta necesidad pedagógica de dar imagen a los textos está muy desarrollada en ilustraciones que narran otras etapas históricas, o de distintas civilizaciones, pero las ilustraciones sobre el legado andalusí son más escasas. Por todo ello, los autores han visto necesario emprender este proyecto.

Nos encontramos ante una publicación que está compuesta por una serie de ilustraciones realizadas fundamentalmente con la técnica de la acuarela, aunque el proceso de elaboración de algunas de ellas termina con aplicaciones digitales que propician un trabajo plástico, en equipo, entre los dos autores. Su creación ha supuesto una labor previa de documentación, tanto para los contenidos de los textos, basados en la bibliografía que a continuación se presenta, como para la documentación gráfica. Nos hemos inspirado en imágenes de diversa índole (pictóricas, del mundo de la ilustración e, incluso, en imágenes cinematográficas), siempre evitando caer en una representación de tendencia excesivamente orientalista. Para ello ha sido fundamental no perder la referencia iconográfica de las miniaturas andalusíes y del Magreb de los siglos X al XV. Las miniaturas persas, más que como documentación gráfica, han servido como referencia en cuanto a la estilización de algunas composiciones.

Con esta obra gráfica, pretendemos difundir el conocimiento y la importancia que llegó a alcanzar la Medicina en al-Andalus, marcando un hito en el progreso de la humanidad. Gran parte de nuestra sociedad desconoce este legado que es patrimonio universal.

Epilogue

This publication serves a clear educational purpose. Each illustration is accompanied by its corresponding text. In almost all cases, white backgrounds dominate the illustrations, with the intention of focusing attention on the clear and concise message that the text is aiming to communicate. This pedagogical need to give visual representation to text is well-established in illustrations that depict other historical periods or different civilizations. However, illustrations about the legacy of Andalusia are relatively scarce, and it is for this reason that the authors felt it necessary to undertake this project.

This publication is composed of a series of illustrations primarily created using watercolor, although the development process of some of them has been finalized using digital applications, allowing for collaboration between the two authors. Its creation has required prior research, both for the content of the texts, based on the bibliography provided below, as well as for the graphic documentation. We have drawn inspiration from various sources (paintings, illustrations, and even cinematic images), always avoiding falling into an excessively orientalist representation. To this end, it has been essential not to lose the iconographic reference of the Andalusian and Maghreb miniatures from the 10th to the 15th century. These Persian miniatures, more than simply graphic documentation, have also served as a reference for the stylization of certain compositions.

With this graphic work, we aim to spread the knowledge and importance that medicine reached in al-Andalus, marking a milestone in human progress. Much of our society remains unaware of this legacy, which is part of our universal heritage.

Para saber más

Aguilar, V. 1997. «Mujeres y repertorios biográficos, biografías y género biográfico en el Occidente Islámico». *Estudios Onomástico-Biográficos de Al-Ándalus VIII*, 127-139.

Aguirre de Cárcer, Luisa. 2011. «Sobre el ejercicio de la medicina en al-Ándalus: una fetua de Ibn Sahl», recuperado de: 4874-Texto%20del%20artículo-4959-1-10-20110530%20(1).PDF

Álvarez de Morales, C.; Molina, E. y otros. 1999. *La medicina en al-Andalus*, Fundación El legado andalusí. Junta de Andalucía, Consejería de Cultura. Granada.

Álvarez de Morales, C. 2018. «La medicina en la Andalucía islámica». *Andalucía en la Historia*. Dossier *Medicina y salud pública*, no 61, pp. 6-13

Álvarez de Morales, C. 2006. «Elementos mágicos y religiosos en la literatura médica andalusí». *Ilu*, Anejo, 16, 2006, pp. 23-46.

Álvarez de Morales, C.; Girón Irueste, F.; Díaz García, A. y Piña Muñoz, C. 1984. «El niño enfermo en los textos médicos andalusíes», *Dynamis: Acta Hispanica ad Medicinae Scientiarumque Historiam Illustrandam* (en línea), Vol. 4, p. 265-76. https://raco.cat/ index.php/Dynamis/article/view/105870

Arroyo, J. y Antépara, A. 2020. *Al-Ándalus. El legado*. Capítulo II: Medicina y farmacia. Serie documental. Canal Historia.

Focada, M. 2001. *Ética e ideología de la ciencia. El médico filósofo en al-Ándalus (siglos X-XIII)*. Fundación Ibn Tufayl, Almería,

García Ballester, L. 1984. *Los moriscos y la medicina. Un capítulo de la medicina y la ciencia marginadas en la España del siglo XVI*. Labor, Barcelona.

García Duarte, F. 2021. *Memoria viva de Al Ándalus. El Al Ándalus que nos habita*. Almuzara, Córdoba.

García-Mechbal, M. 2017. *El saber de los moriscos: Las ciencias de la naturaleza*. Universidad de Granada, recuperado de http://cihispanoarabe.org/wp-content/uploads/2017/02/El_Saber_de_los_Moriscos_las_Ciencias_de.pdf

To find out more

Izquierdo Benito, R. 2014. *Vida cotidiana y cultura material: el baño en el mundo islámico*, recuperado de https://realacademiatoledo.es/wp-content/uploads/2014/01/files_toletum_0101_06.pdf

Jacquart, D. y Micheau, F. 1990. *La médicine árabe et lóccidente médiéval*, Maissonneuve et Larouse, Paris.

Maiso, J. *Rito y medicina en los sanadores moriscos*, recuperado de www.cervantesvirtual.com

Moreno Guillén, M.; Toledano Rubio, M. y Vigueras Roldán J. M. 2011. *Guía didáctica, Museo Vivo de Al-Ándalus*, Ediciones El Almendro, Córdoba.

Peña, C. y Girón, F. 2006. *La prevención de la enfermedad en la España bajomedieval*. Universidad de Granada, Granada.

Samsó Moya, J. 2011. *Las ciencias de los antiguos en al-Ándalus*, Fundación Ibn Tufayl, Almería.

Vernet Ginés, J. 1986. *La ciencia en al-Ándalus*, Biblioteca de Cultura Andaluza. Editoriales Andaluzas Unidas, Sevilla.